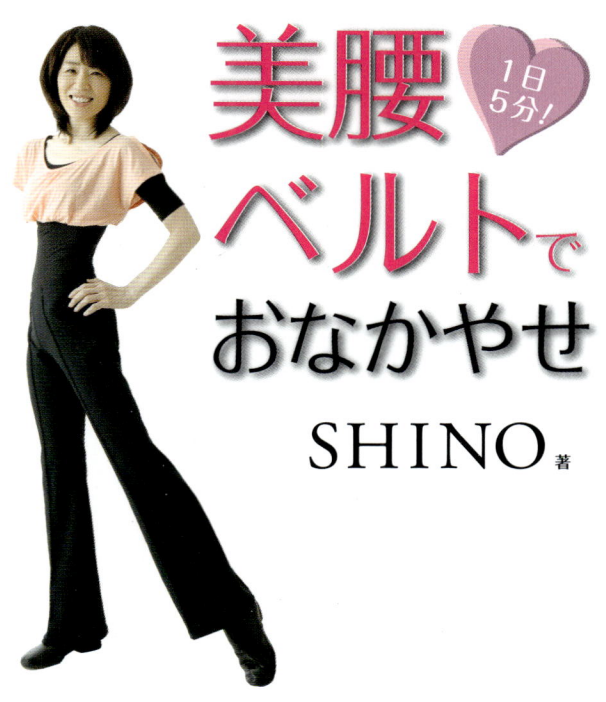

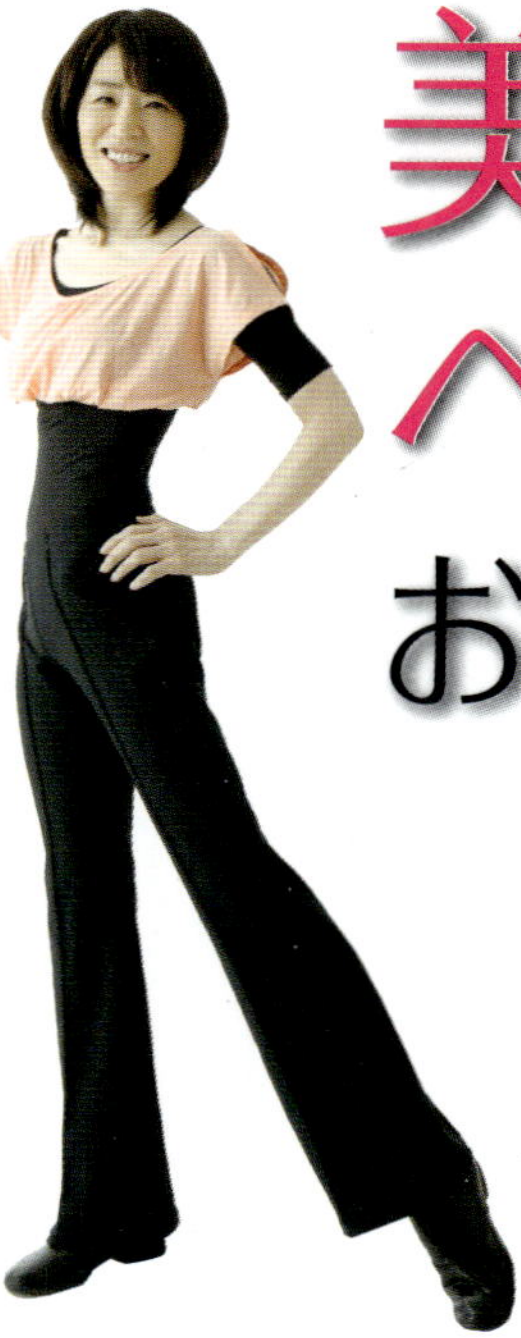

1日5分!

美腰ベルトでおなかやせ

SHINO 著

ビジネス社

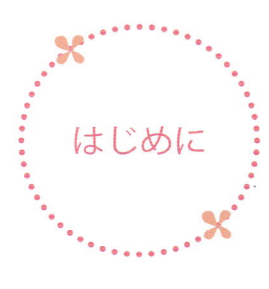

はじめに

この本を手にとってくださり、本当にありがとうございます。

私は51歳の現在もウエスト56㎝、体重42㎏をキープしていますが、20歳で出産した後は、産後太りでウエストは86㎝に！

おなか太りに悩んで、試行錯誤でダイエットを行ううちに、腰を回すことで骨盤のゆがみが解消し、おなか周りが引き締まることに気づきました。そして、3カ月でウエストを63㎝まで戻すことができたのです。

そのとき、母が持っていた腰ベルトを使って腰を回すと、骨盤が安定して、スムーズに腰回しができることも発見！

以来31年、腰ベルトを使った「美腰エクササイズ」を行ってきました。

この本では、かつての私と同じようにおなか太りに悩む方に向けて、オリジナルの「美腰ベルト」を付録につけました。そして、これまで教室でしか教えてこなかったエクササイズを公開しています。

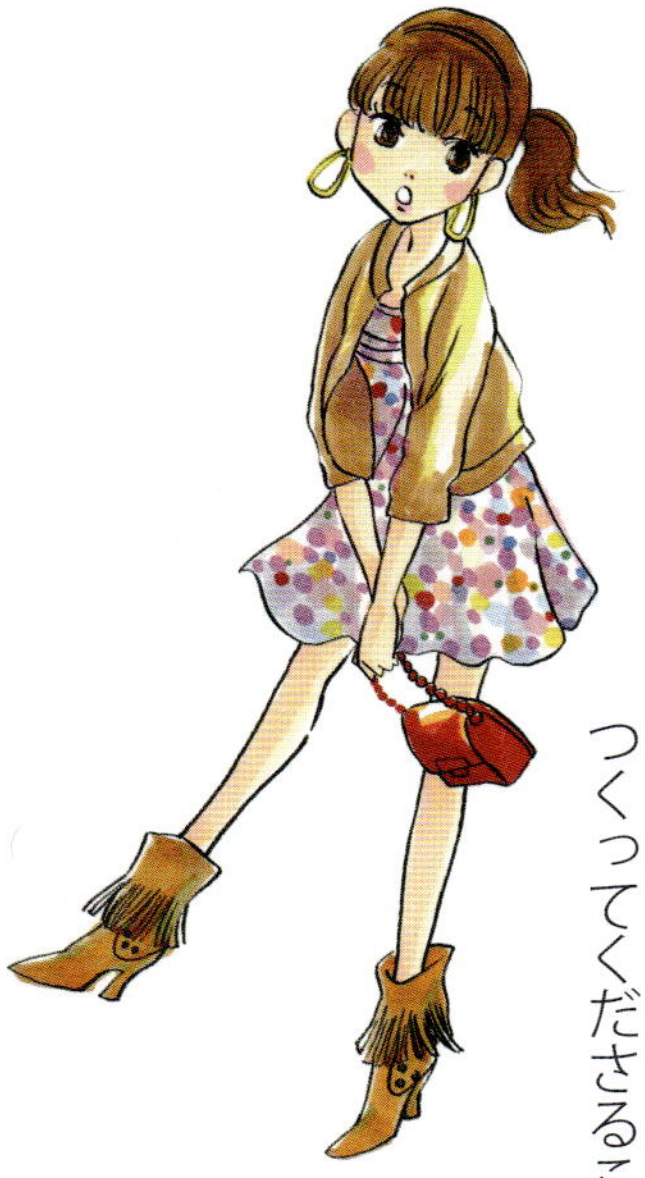

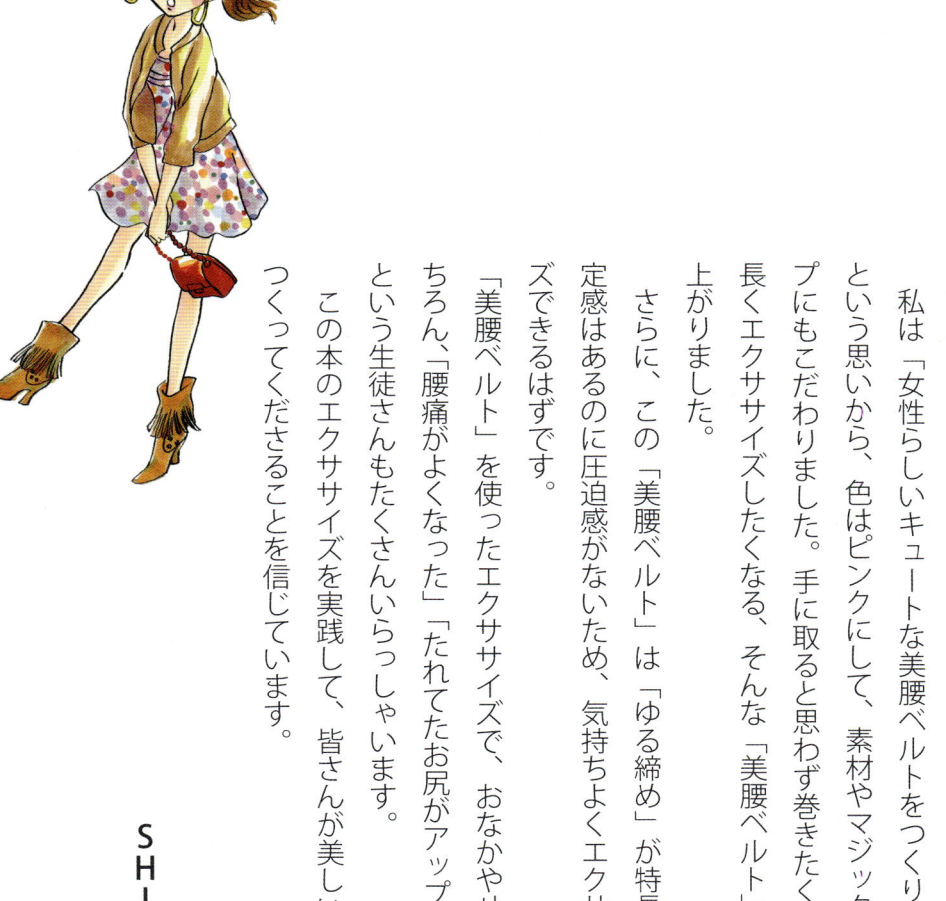

私は「女性らしいキュートな美腰ベルトをつくりたい」という思いから、色はピンクにして、素材やマジックテープにもこだわりました。手に取ると思わず巻きたくなる、長くエクササイズしたくなる、そんな「美腰ベルト」が仕上がりました。

さらに、この「美腰ベルト」は「ゆる締め」が特長。安定感はあるのに圧迫感がないため、気持ちよくエクササイズできるはずです。

「美腰ベルト」を使ったエクササイズで、おなかやせはもちろん、「腰痛がよくなった」「たれてたお尻がアップした」という生徒さんもたくさんいらっしゃいます。

この本のエクササイズを実践して、皆さんが美しい腰をつくってくださることを信じています。

SHINO

1日5分！　美腰ベルトでおなかやせ

もくじ

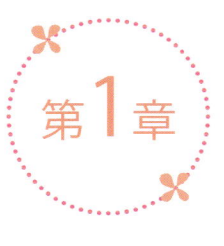

第1章

おなか太りの原因を知る

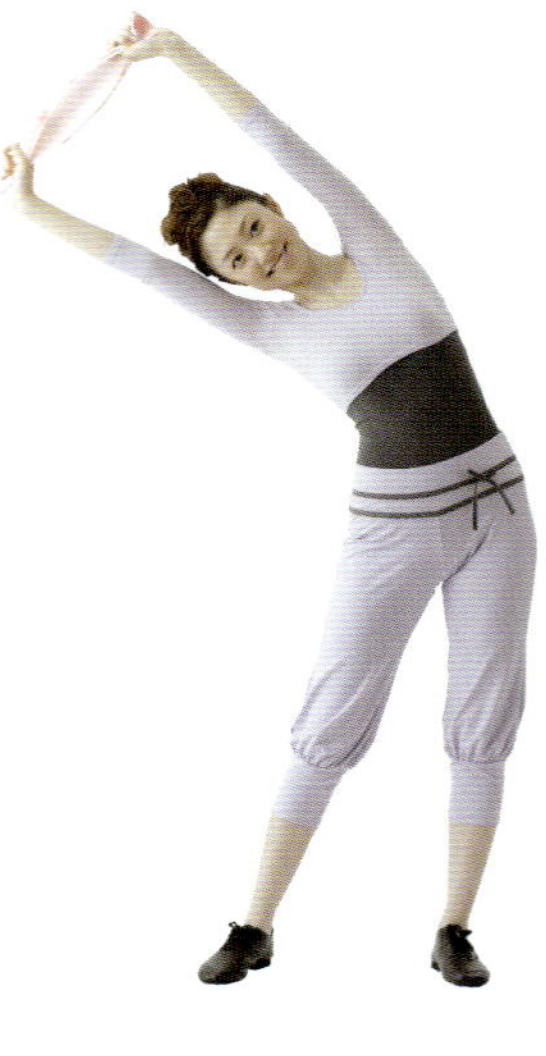

第2章

美腰ベルトでおなかやせ！ エクササイズ

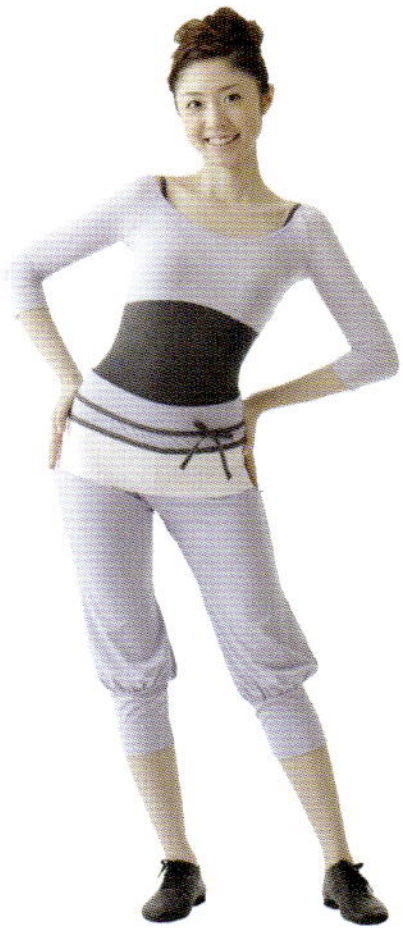

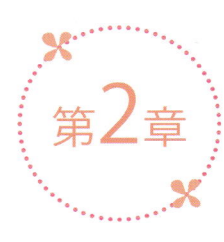

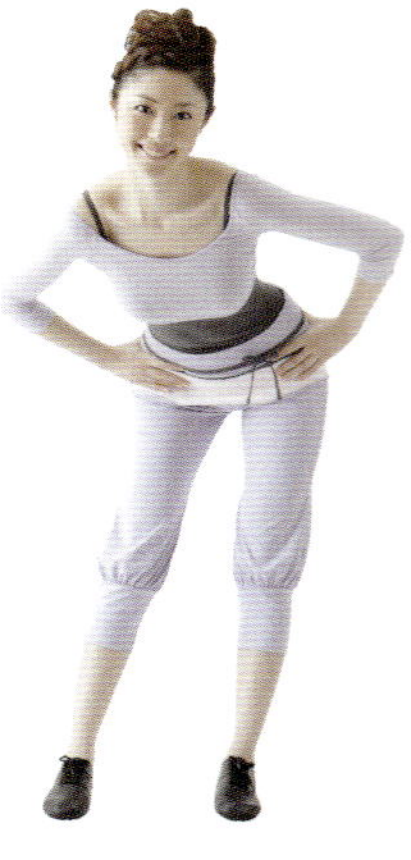

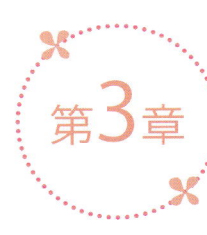

第3章

美腰ベルトで部分別エクササイズ！
ヒップアップ&美脚

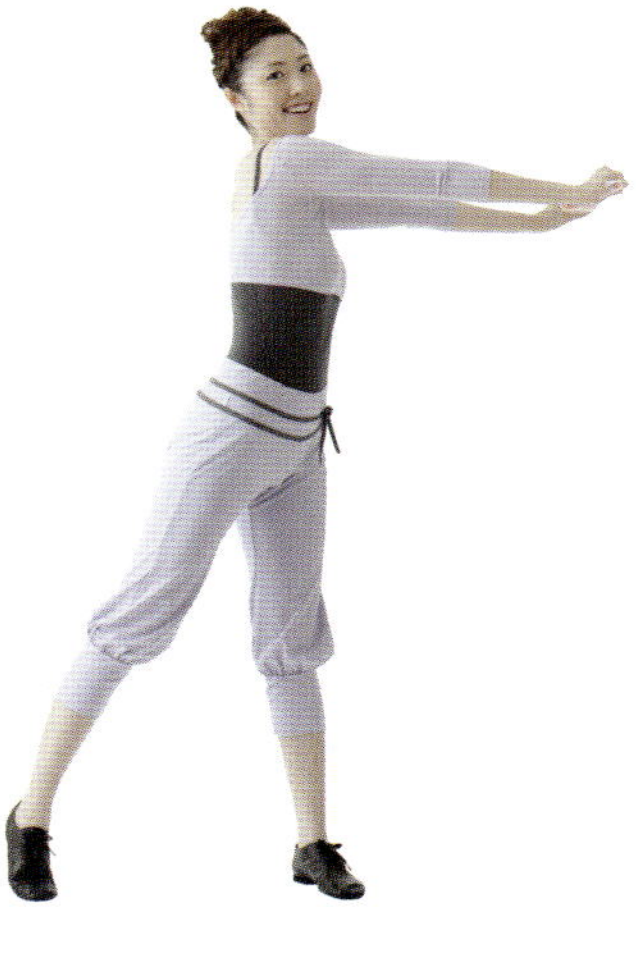

第4章

美腰ベルトでおなかやせ！　ハッピー体験談

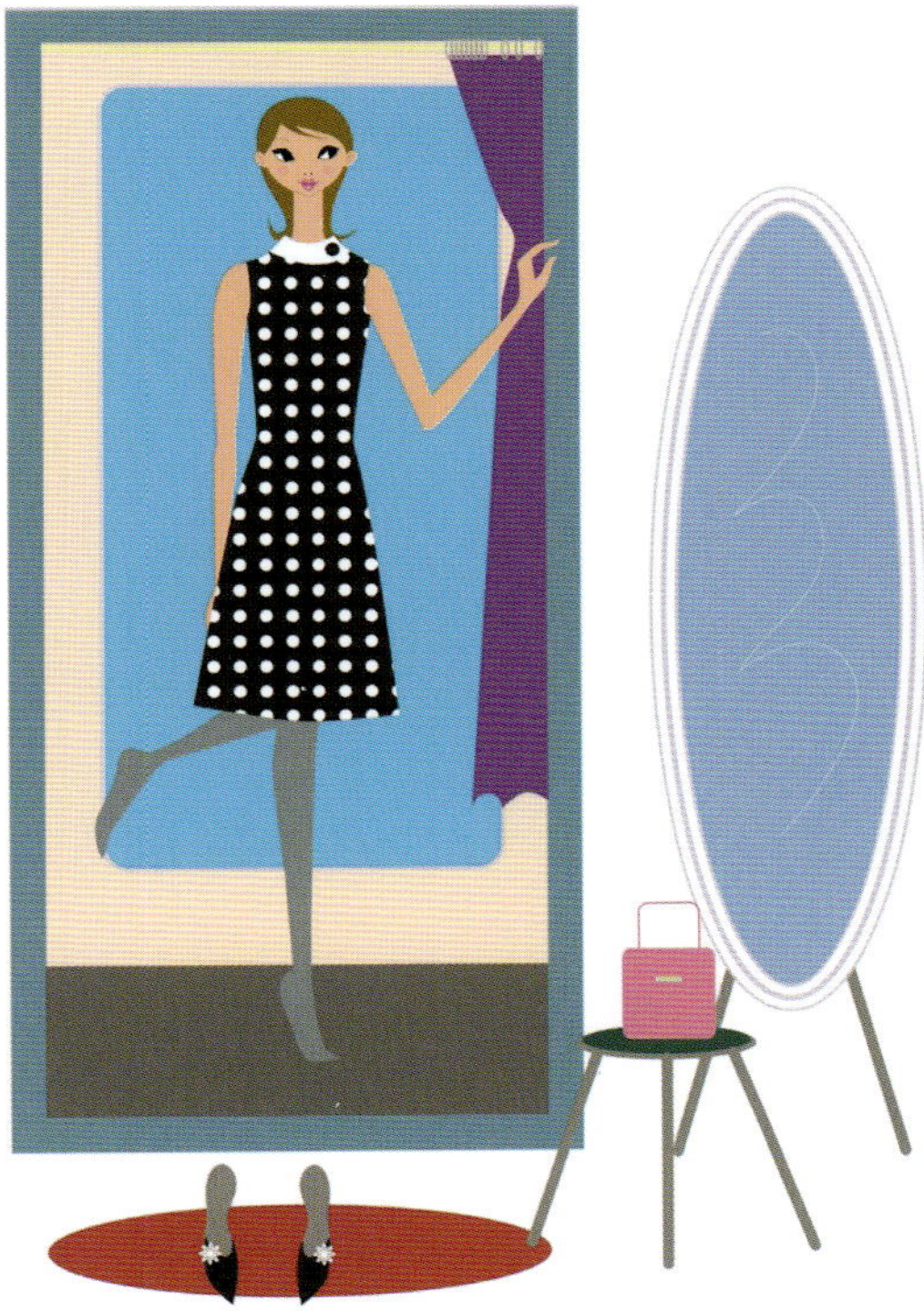

第1章 おなか太りの原因を知る

くびれがなかったり、下腹が出ていたり、
おなか太りの悩みはさまざま。
おなかに肉がついてしまうのはなぜか、
その原因を理解しておきましょう。

美腰ベルトでエクササイズを行えば
からだのゆがみがとれ、くびれができ、
下腹もスッキリ！

日常生活のクセや運動不足、出産、加齢などが原因で骨盤がゆがむと、全身の筋肉のバランスが悪くなり、ふだんはあまり動かさないおなか周りに脂肪がたまってしまいます。また、骨盤の中の内臓の位置が下がると、おなかポッコリ体型の原因に。さらに、内臓が下がると、血液の流れが滞り、代謝が悪くなって、やせにくい体になり、むくみや冷え、肌荒れなども招いてしまいます。

ＳＨＩＮＯが考案した美腰エクササイズは、女性の骨盤のリズムに合わせた、ナチュラルで、誰でも無理なくできる運動です。左右の骨盤のバランスを整え、上半身と下半身の体のゆがみを正し、女性らしいボディラインをつくるのが目的。

腰回しなどの簡単なエクササイズを行うだけで、ウエストにくびれができて、おなか周りをスッキリさせることが可能です。

郵便はがき

料金受取人払郵便

芝支店承認

7351

差出有効期間
平成23年２月
28日まで
切手はいりません

105-8790

107

東京都港区芝3-4-11
芝シティビル

株式会社ビジネス社

愛読者係 行

ご住所 〒

TEL：　（　　）　FAX：　（　　）

フリガナ お名前	年齢 歳	性別 男・女

ご職業	メールアドレスまたはFAX メールまたはFAXによる新刊案内をご希望の方は、ご記入下さい。

お買い上げ日・書店名

年　月　日　市区
町村　書店

ご購読ありがとうございました。今後の出版企画の参考に致したいと存じますので、ぜひご意見をお聞かせください。

書籍名

お買い求めの動機

1　書店で見て　　2　新聞広告（紙名　　　　　　　　　　　）

3　書評・新刊紹介（掲載紙名　　　　　　　　　　　）

4　知人・同僚のすすめ　　5　上司、先生のすすめ　　6　その他

本書の装幀（カバー），デザインなどに関するご感想

1　洒落ていた　　2　めだっていた　　3　タイトルがよい

4　まあまあ　　5　よくない　　6　その他(　　　　　　　　　　)

本書の定価についてご意見をお聞かせください

1　高い　　2　安い　　3　手ごろ　　4　その他(　　　　　　　　　　)

本書についてご意見をお聞かせください

どんな出版をご希望ですか（著者、テーマなど）

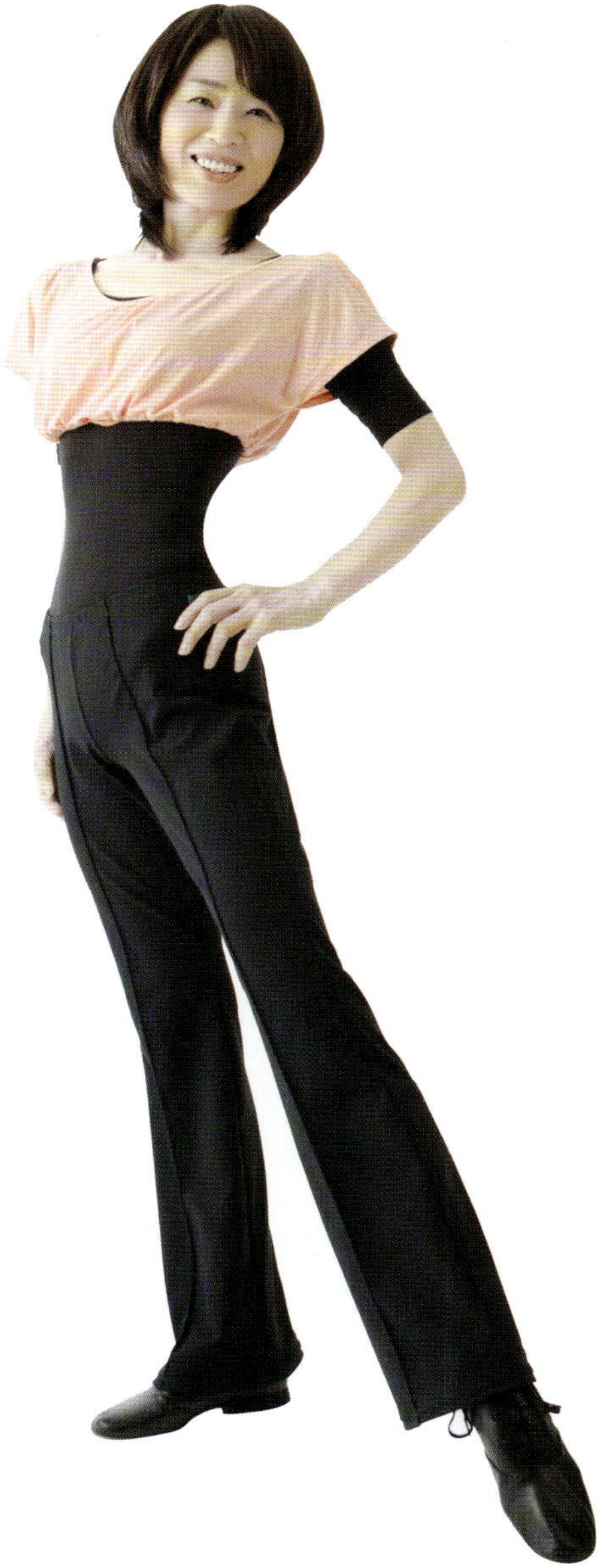

この本ではベルトを付録でつけていますが、ベルトで骨盤を固定することで、初心者の方にもかんたんに鍛えたい筋肉を意識して、正しい姿勢でエクササイズができるようになります。ベルトを巻く位置によって、効果が異なるので、ベルトを上手に活用して、気になるおなか周りを引き締め、くびれのあるウエストを目指してください。

美腰エクササイズで鍛えられる部位

美腰をつくるための要素

骨格

ゆがみをほぐしてバランスをとる

＋

筋肉

中心に筋肉を鍛えて引き締める

＋

メンタル

リラクゼーション

筋肉&骨格図

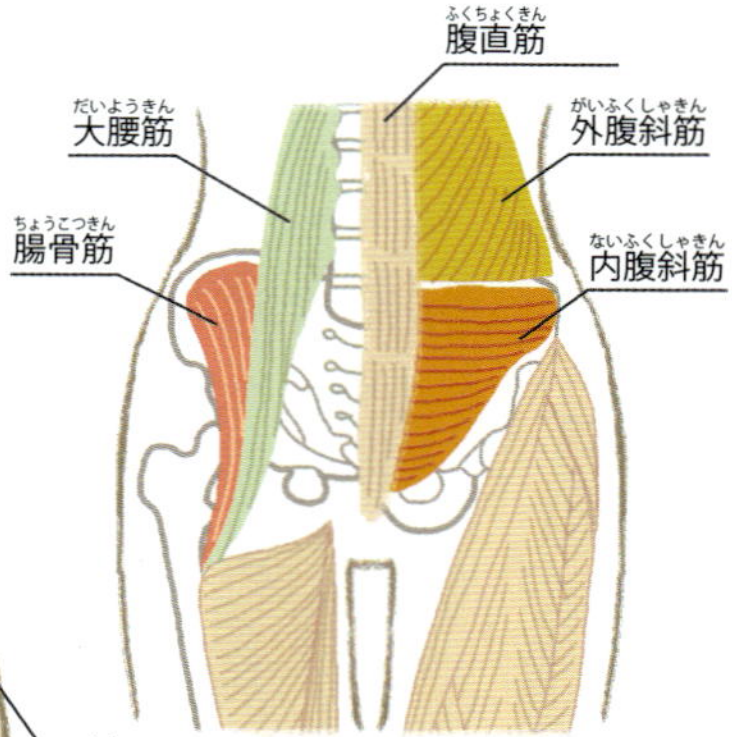

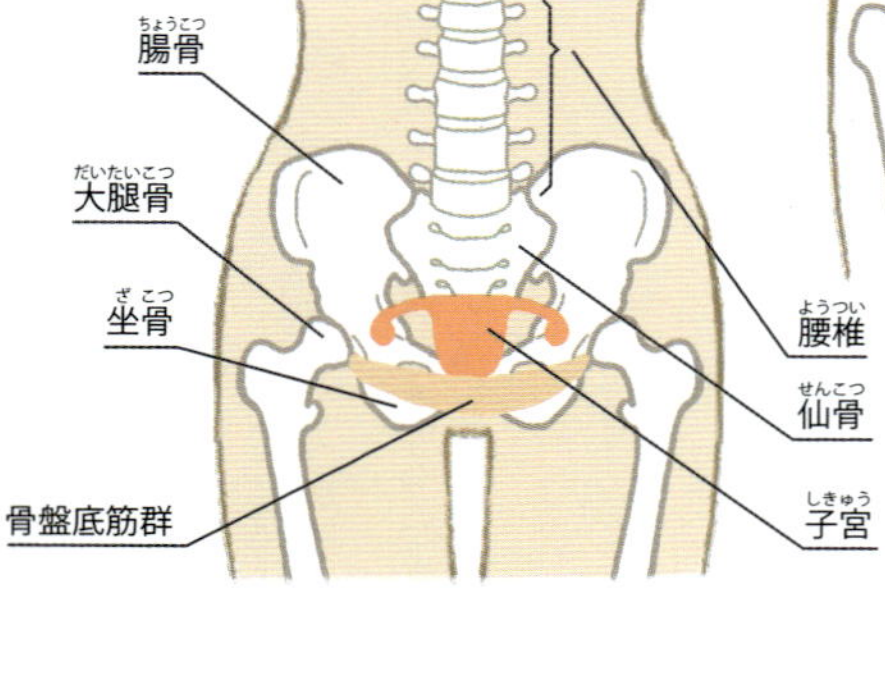

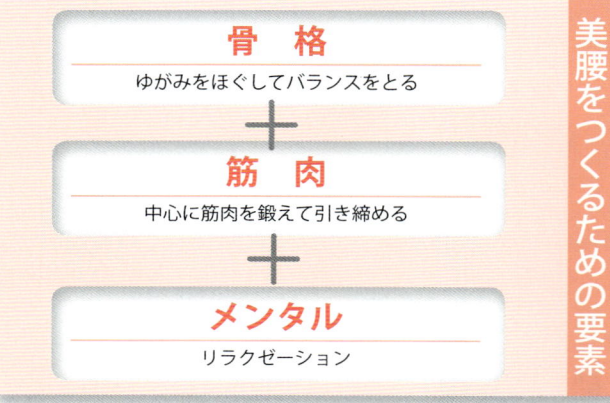

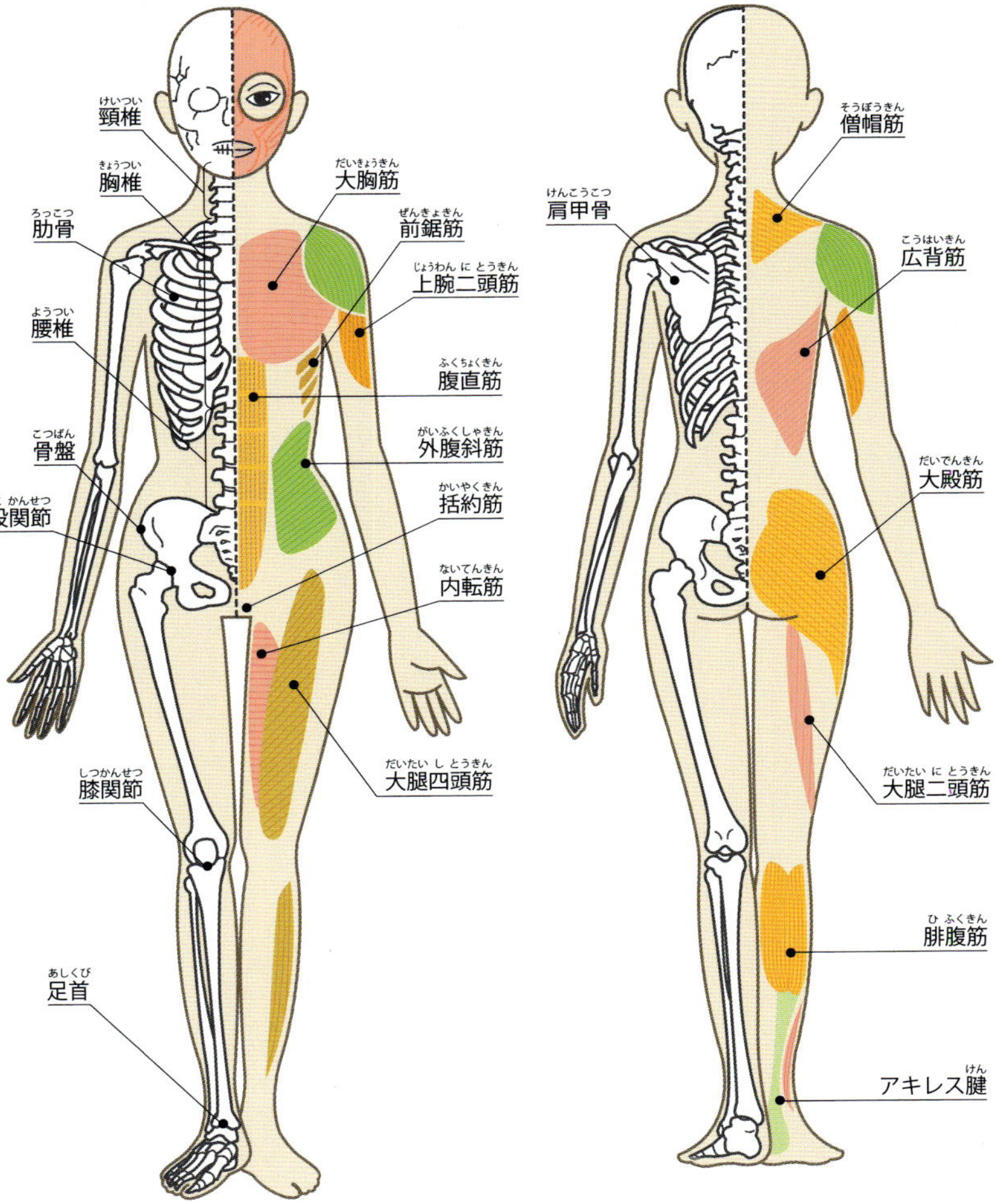
頸椎《けいつい》
胸椎《きょうつい》
肋骨《ろっこつ》
腰椎《ようつい》
骨盤《こつばん》
股《こ》関節《かんせつ》
膝関節《しつかんせつ》
足首《あしくび》
大胸筋《だいきょうきん》
前鋸筋《ぜんきょきん》
上腕《じょうわん》二《に》頭筋《とうきん》
腹直筋《ふくちょくきん》
外腹斜筋《がいふくしゃきん》
括約筋《かいやくきん》
内転筋《ないてんきん》
大腿《だいたい》四《し》頭筋《とうきん》
肩甲骨《けんこうこつ》
僧帽筋《そうぼうきん》
広背筋《こうはいきん》
大殿筋《だいでんきん》
大腿《だいたい》二《に》頭筋《とうきん》
腓《ひ》腹筋《ふくきん》
アキレス腱《けん》

鍼灸師の先生に聞きました！ 美腰エクササイズで「おなかやせ」できる理由

おなかに肉がつくのは、食べ過ぎや運動不足なども原因ですが、ふだんの生活で使うことが少なくなったところにも肉がつきやすくなります。さらに、おなかに肉がつくと、上半身と下半身のバランスがとりづらくなり、腰痛や便秘の要因となる可能性もあります。

美腰エクササイズの腰回しはとてもシンプルで簡単な運動ですが、腰を回すことで使われる身体の筋肉はたくさんあります。たとえば深層筋といわれる大腰筋、小腰筋、腸骨筋、または骨盤底筋群といわれる肛門括約筋、球海綿体筋、そして脊柱起立筋などの最長筋や棘筋などさまざまな筋肉を総動員して動かしています。

東洋では下腹部のことを（下）丹田《たんでん》といい、心と身体をつなぐ中心としての役割をなしています。腰回しをすることで意識が（下）丹田に充実してくると、心と身体が分離していた状態から一つとなり、おなかに肉をつけることでとっていたバランスが必要なくなってきます。食べ過ぎないでおこうと意識的にしていたものが、適量を身体が教えてくれ、ちょうどいい食事で満足するようになってくるのです。

また、腰回しの際にベルトを使用することで、より具体的に筋肉を意識することができます。またベルトの感覚もありますので、そのベルトとの皮膚感覚を感じることで、意識的にしていた運動がより自然な状態で行えるようになります。

お話をうかがったのは

嶋立幸司先生

（しまたてこうじ）福岡県出身。明治鍼灸大学（現・明治国際医療大学）卒業。鍼灸気功整体師。鍼灸学士。少林寺拳法三段（中拳師参段）。2003年より無畏鍼灸院を開院。往診をメインに、武道の経験も生かした治療で数々のクライアントを治癒へ導いている。

おなか太りのタイプをチェック!

一番お肉がついているのはどこ?

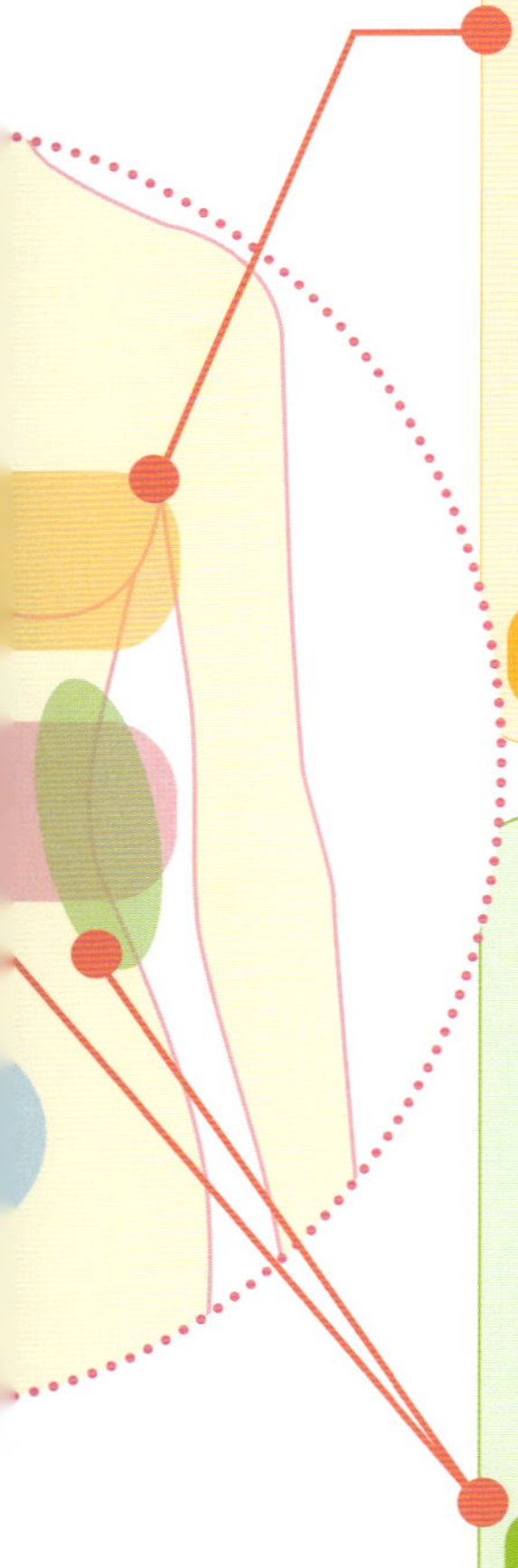

TYPE 1 上半身太り

二の腕からわきの下、背中にかけて脂肪がつき、みぞおちの上にもお肉がのっている。

鍛える部位はココ!

肩甲骨、前鋸筋、僧帽筋

P20へ

TYPE 2 わき腹太り

前から見ると幅広で、横から見ると太ってみえない扁平な体型。

鍛える部位はココ!

腰椎、胸椎(背骨)、外腹斜筋

P23へ

TYPE3 くびれなし

へそ周りにたっぷり脂肪がついていて、リンゴ型。くびれのないずん胴タイプ。

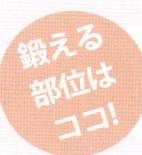

鍛える部位はココ!

腰椎、骨盤、腹直筋、大腰筋

P28へ

TYPE4 下腹ぽっこり

下腹がぽっこりと出ていて、プヨプヨしたお肉がつまめる状態である。洋ナシ型。

鍛える部位はココ!

骨盤、骨盤底筋群、括約筋

P36へ

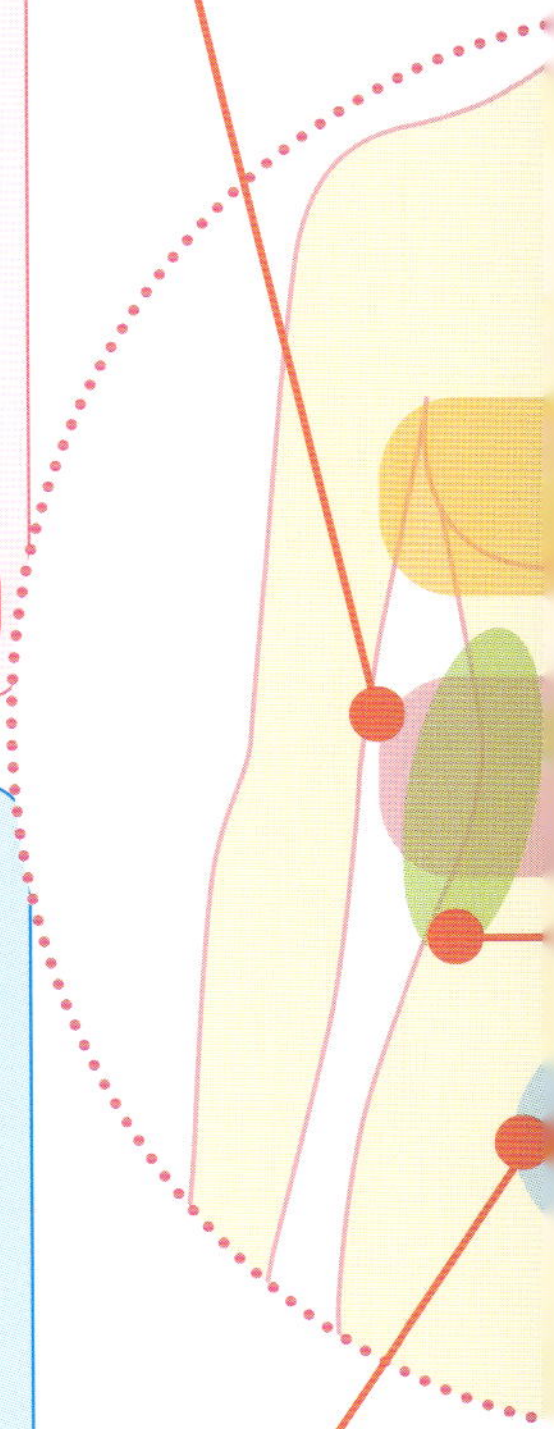

美脚ベルトの使い方と効果

ベルトはおもに、おなか周りに巻いて、骨盤を固定して使用します。

ベルトを巻くことで、正しい姿勢を保つことができ、エクササイズで動かす筋肉を意識しやすくなります。

今回付録でつけたベルトは、マジックテープが3箇所についているので、体型や巻く位置に合わせて調整が可能です。

やさしいピンク色にも癒され、エクササイズするのが楽しくなるでしょう！

● 使用上の注意点

・肌着の上から装着してください。
・就寝時の装着は避けてください。
・本書で紹介しているエクササイズ以外の目的では使用しないでください。
・ベルトの使用は1回30秒程度を目安にし、強く巻きすぎないよう注意してください。
・食後１時間、妊娠中の人、けがをしている人、動作中に痛みを感じる人は使用を控えてください。
・心臓病や高血圧などの循環器系の病気がある人、ヘルニア、静脈瘤など持病のある人は、必ず使用前に医師に相談してください。

● 商品仕様

サイズ：フリーサイズ（60 ～ 140cm）
組　成：本体　ポリエステル80%、ポリウレタン20%
　　　　面ファスナー　ナイロン100%

洗濯表示

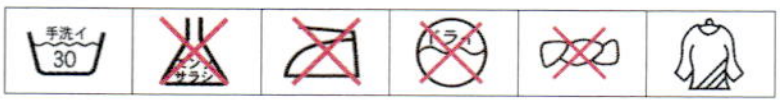

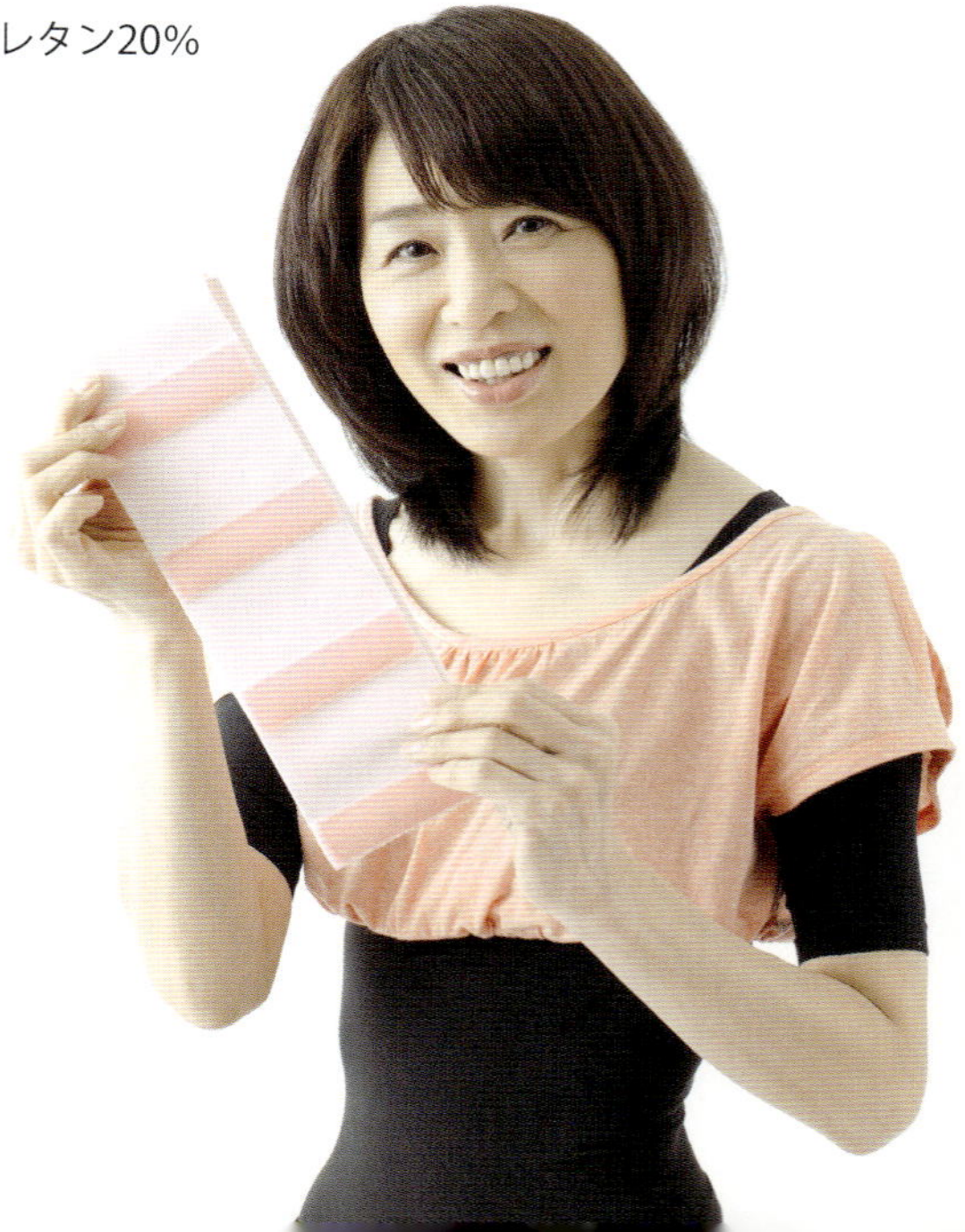

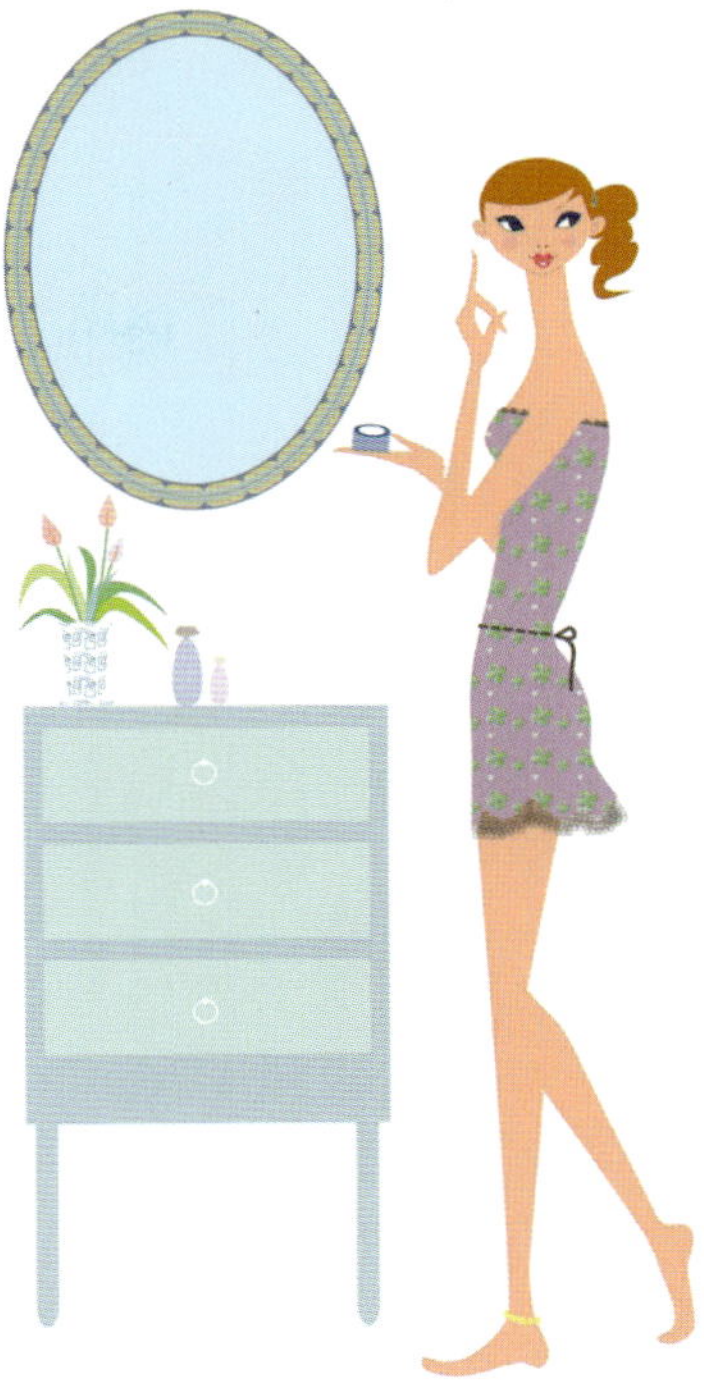

第2章 美腰ベルトでおなかやせ！エクササイズ

ウエスト、骨盤、股関節…とベルトを巻く位置を変えれば、
引き締めたいところをピンポイントでシェイプ可能に！

原因別シェイプアップ法

TYPE1 上半身太り

二の腕からわきの下、背中にかけて脂肪がつき、みぞおちにもお肉がのっているのが「上半身太り」。肩を回し、肩甲骨を動かすエクササイズで、上半身のもたつきをシェイプしましょう。

肩回し

1. 基本の立ち方で立つ

ベルトをバストの上の部分に巻く。足を肩幅に開いて立ち、天井から頭をつられている感じで、背筋を伸ばして立つ。肩を落として、軽く胸を張り、手は腰に当てる。お尻を軽く引き締め、おへその下に力を入れて。

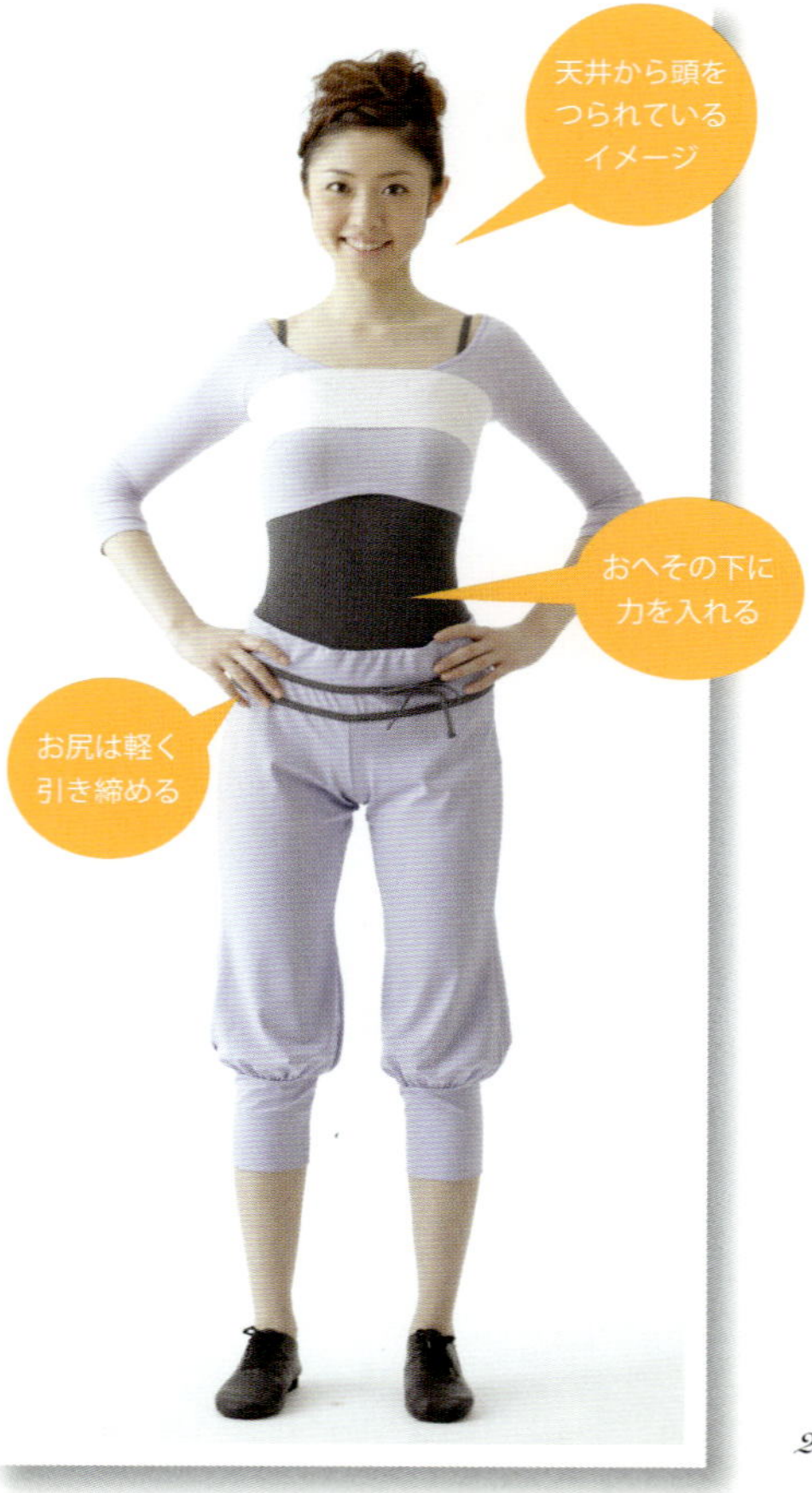

天井から頭をつられているイメージ
おへその下に力を入れる
お尻は軽く引き締める

2. 肩を前から後ろに持ち上げる

息を吸いながら、肩を前から後ろへ持ち上げる。

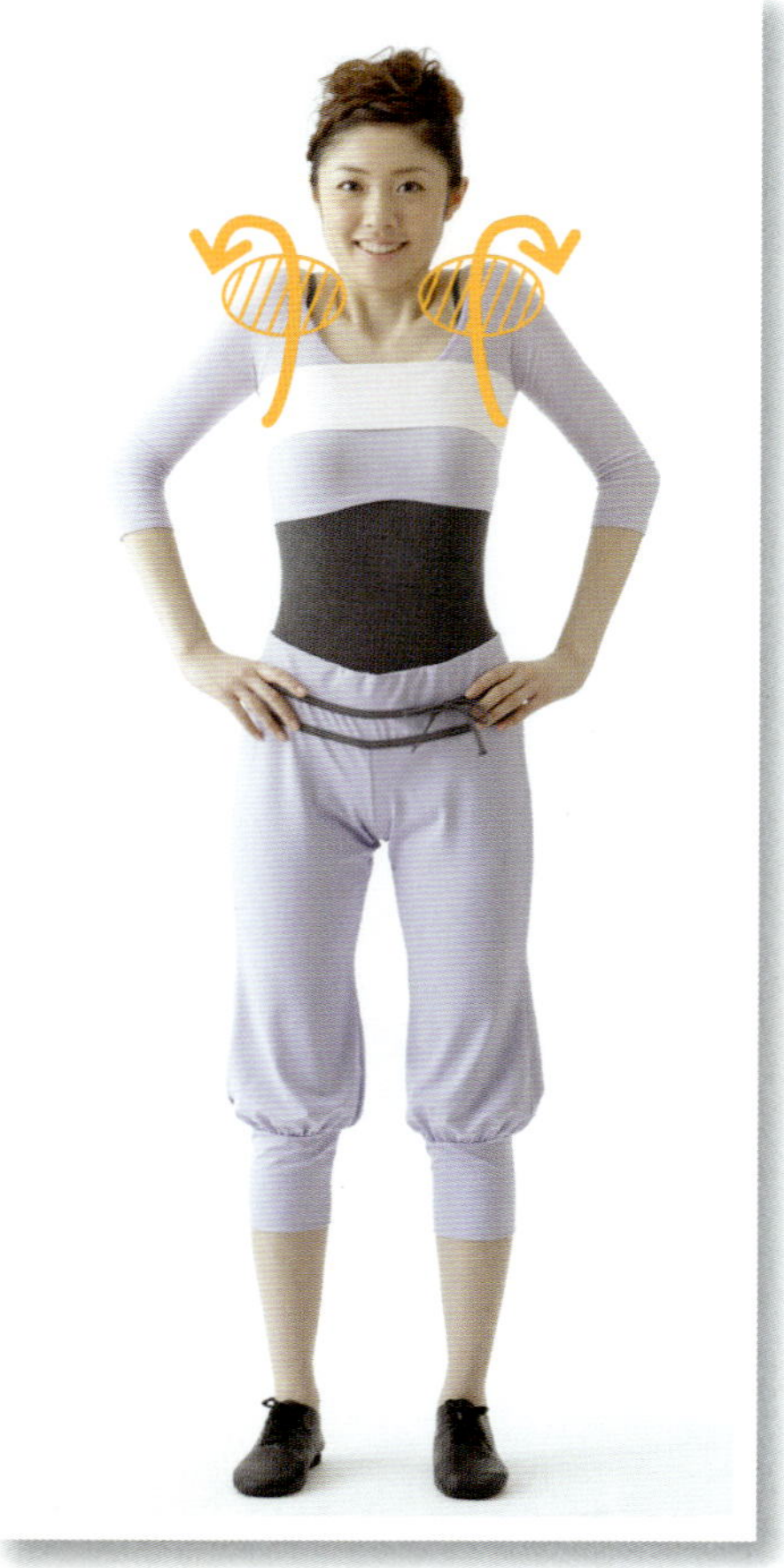

（斜線部）はとくに効いている体の部位です。その部位を意識してエクササイズを行うとより効果的です。

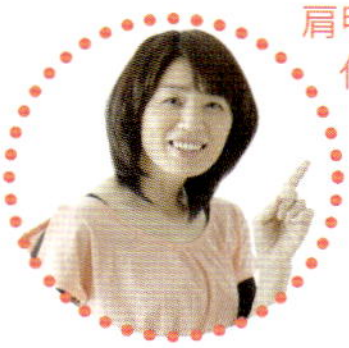

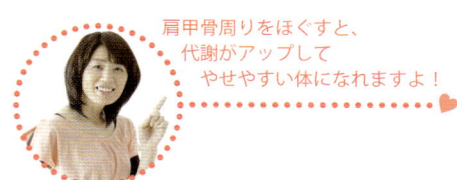

肩甲骨周りをほぐすと、
代謝がアップして
やせやすい体になれますよ！

3. 肩を後ろに回す

息を吐きながら、持ち上げた肩を後ろに回しながら下げる。

4. 3回繰り返す

1～3を3回繰り返す。胸を張って、肩甲骨を意識するように。

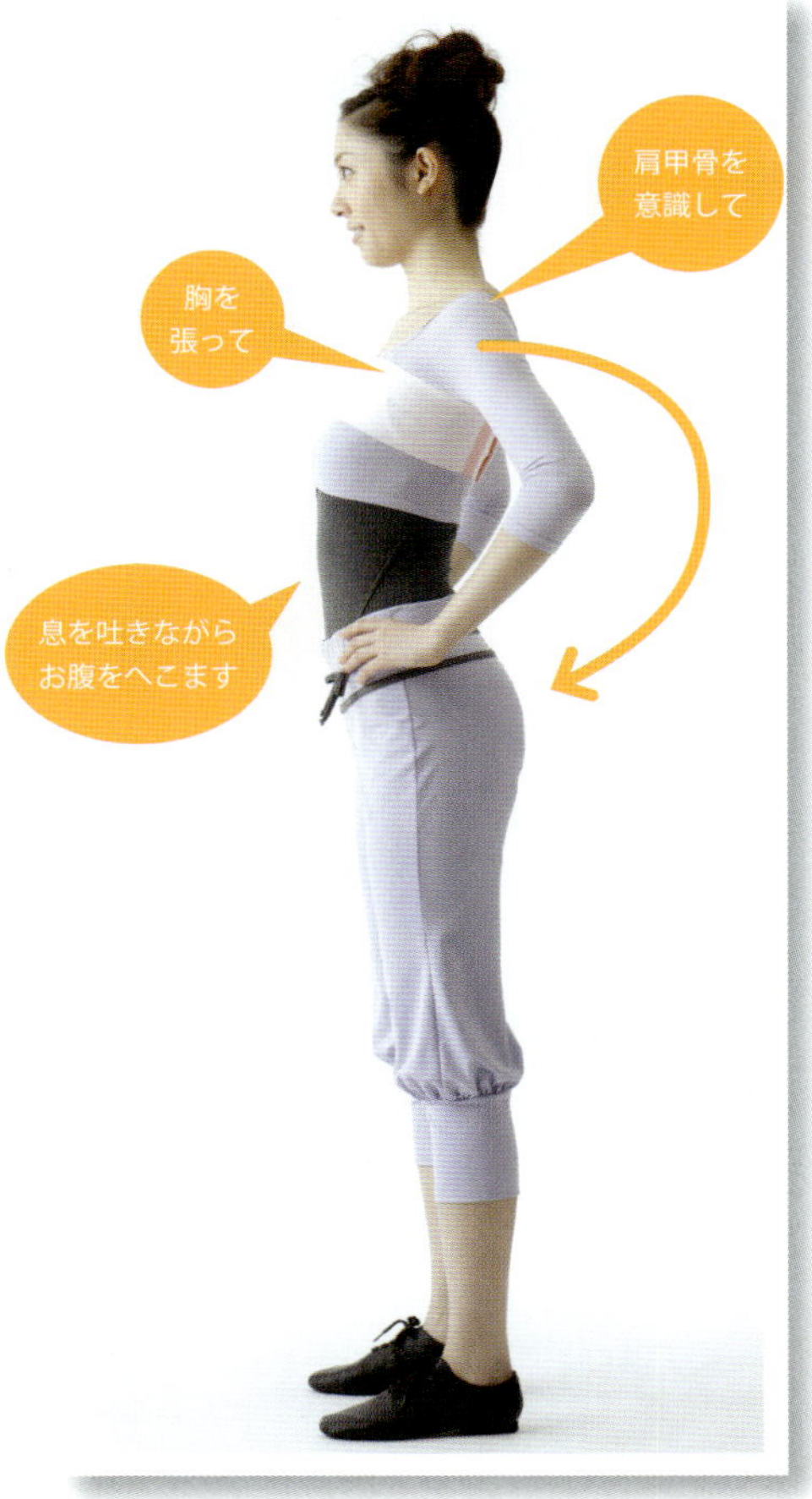
肩甲骨を
意識して
胸を
張って
息を吐きながら
お腹をへこます

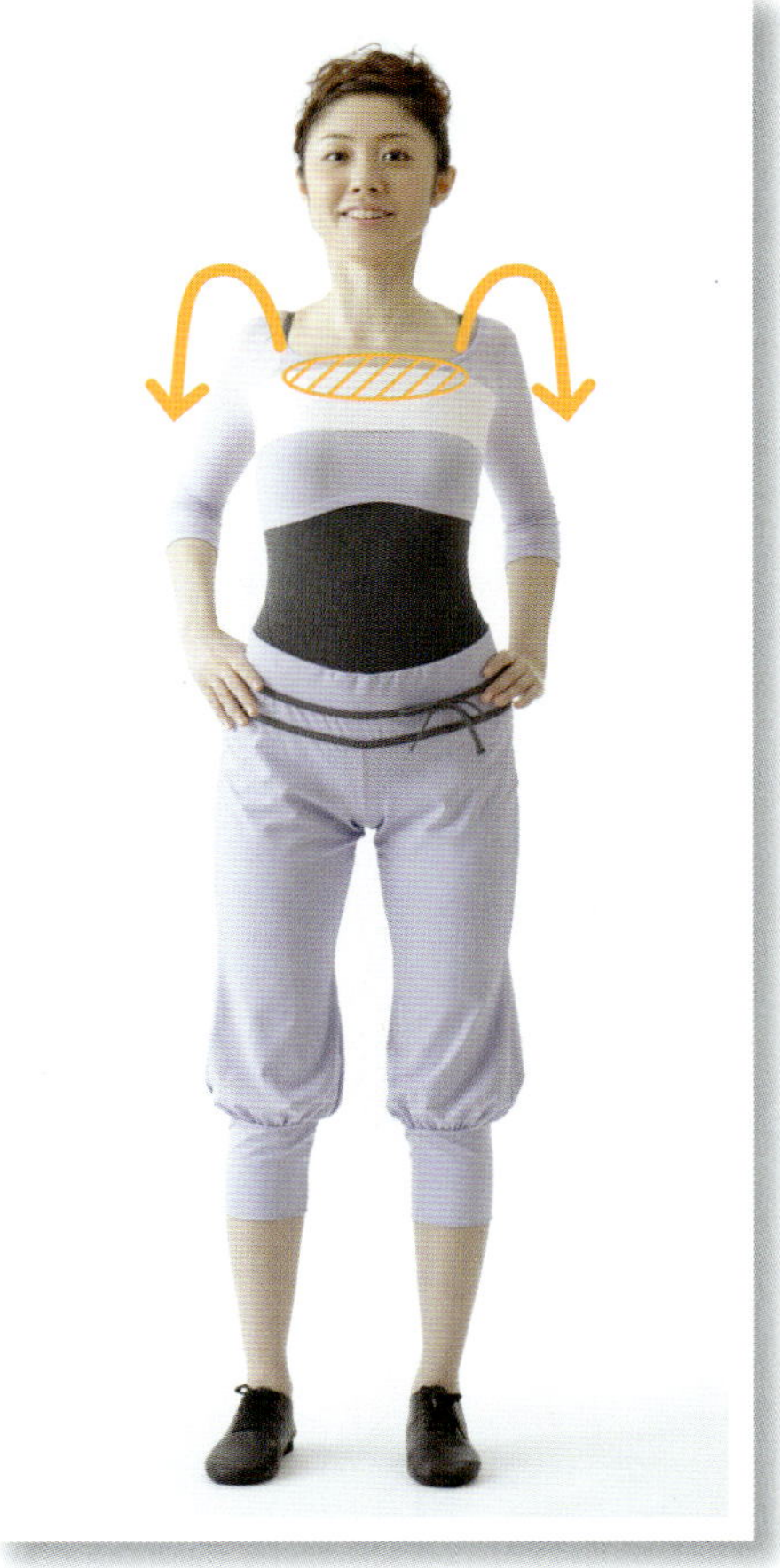

動かしている骨格　肩甲骨、肋骨、脊髄
動かしている筋肉　大胸筋、僧帽筋、広背筋

TYPE1 **上半身太り** 主に鍛える部位はここ!!

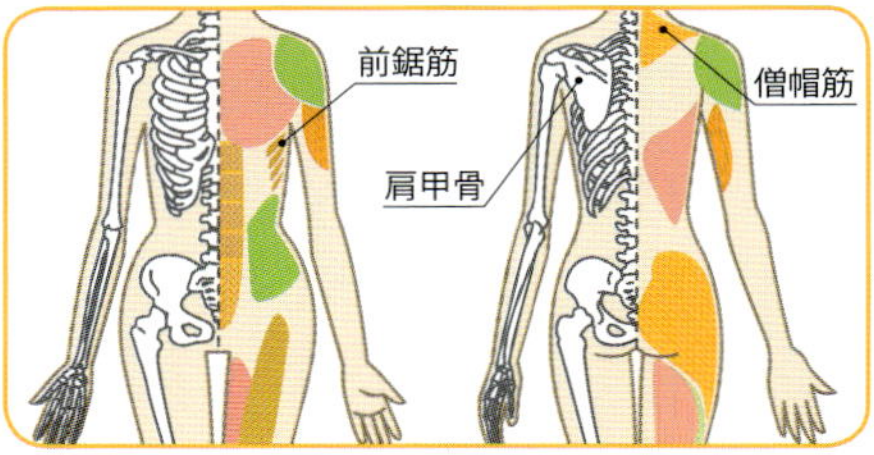

背中や二の腕のシェイプ、
バストアップにも効果的！

TYPE1 上半身太り

背中寄せ

1. ひじを90度に曲げる

基本の立ち方（P20）で立ち、ひじを90度に曲げて両ひじを身体に向ける。ひじの位置が体よりもやや後ろ側に来るように。手は軽く握り、上に向けて。

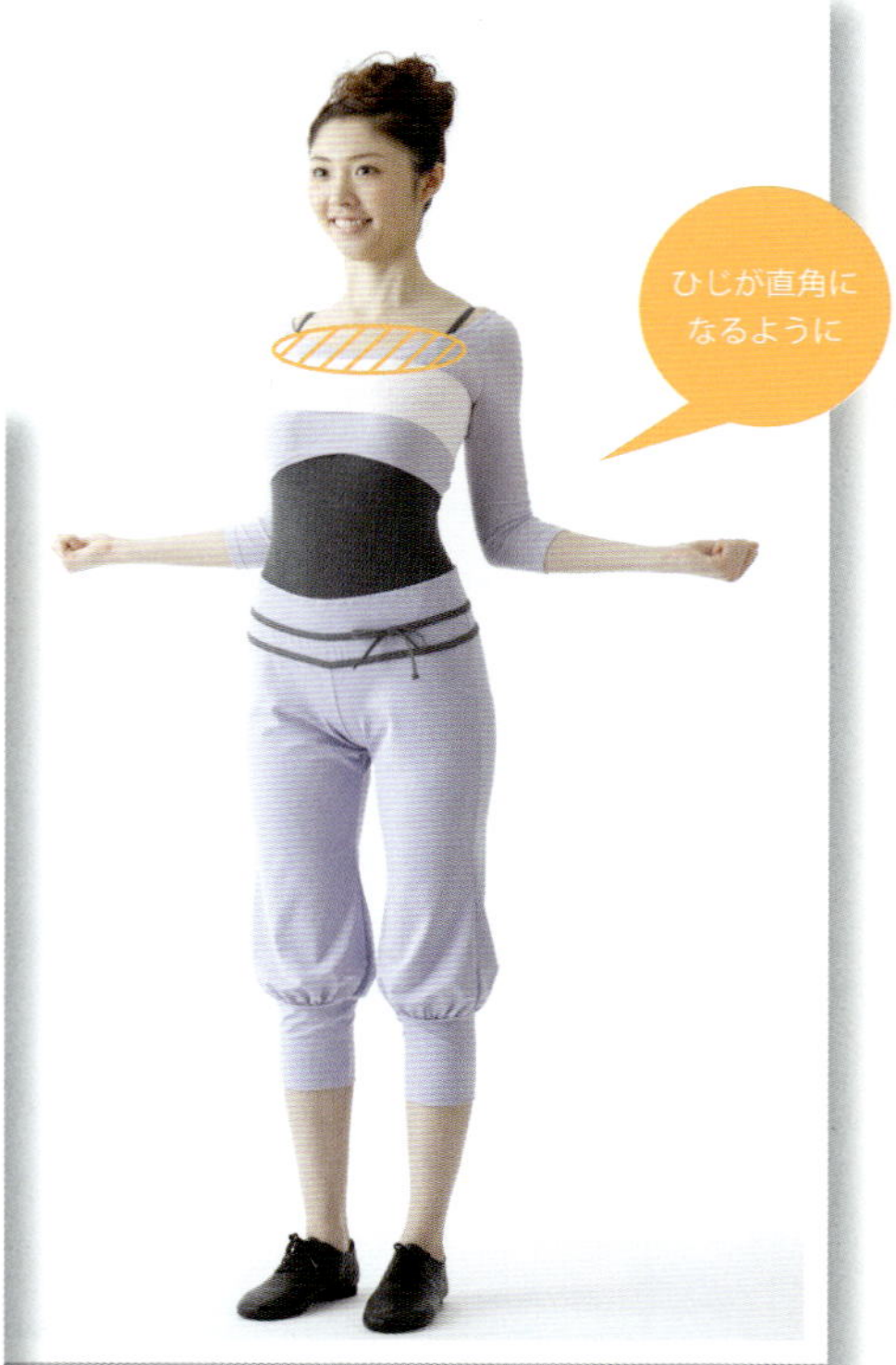
ひじが直角に
なるように

2. 両ひじを締める＆緩める

息を吐きながら、両ひじを背中で引き合わせるようにしてひじを締める。息を吸いながら緩めて元に戻す。10回繰り返す。

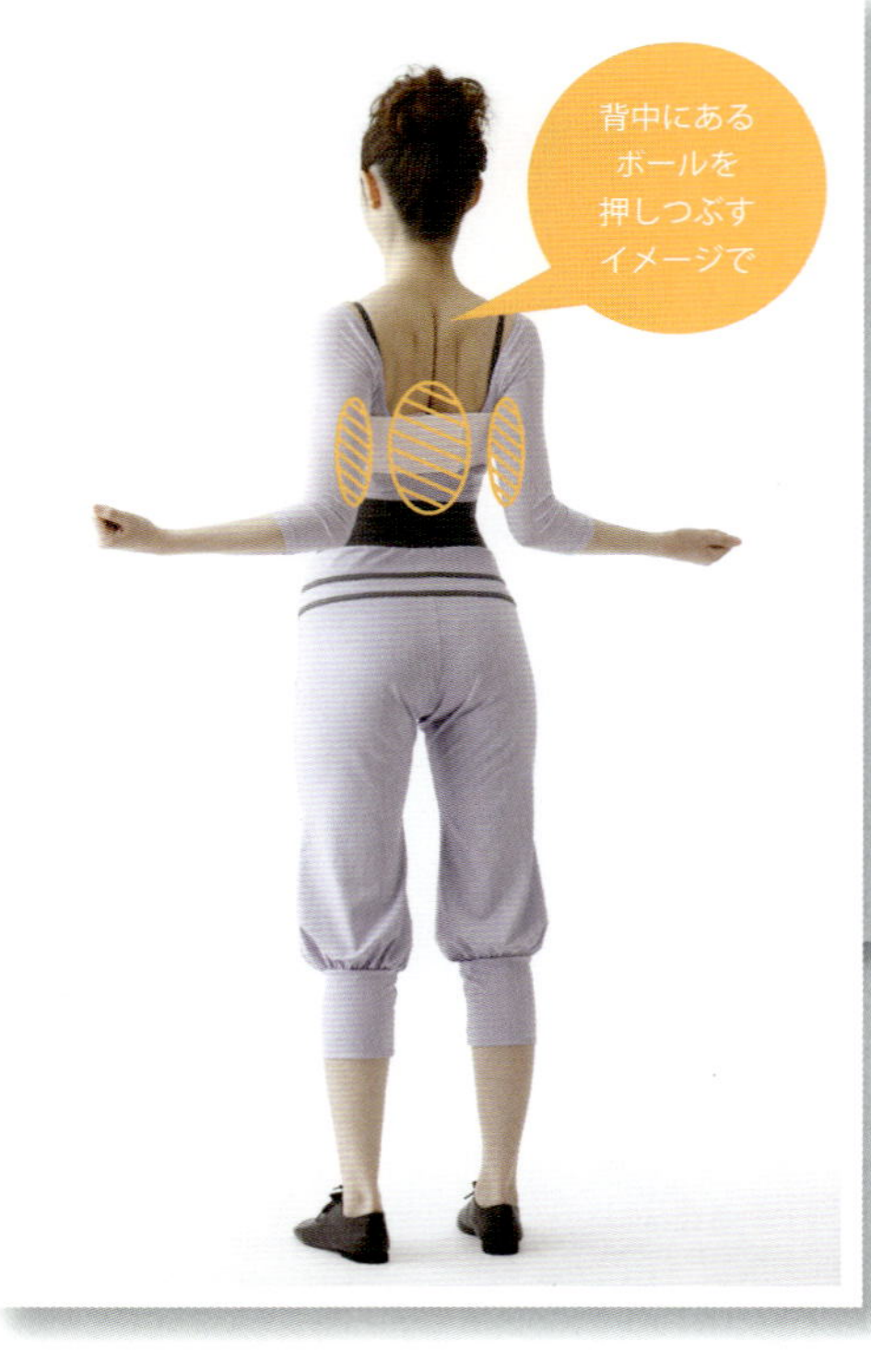
背中にある
ボールを
押しつぶす
イメージで

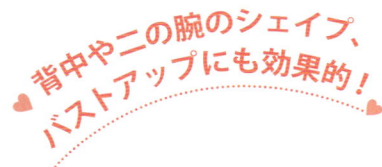

動かしている骨格	肩甲骨、ひじ
動かしている筋肉	大胸筋、僧帽筋、広背筋

原因別
シェイプ
アップ法

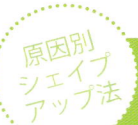

TYPE2 わき腹太り

わき腹に脂肪がつくと、くびれがない、扁平な体型に。股関節・骨盤・脊椎のゆがみによって、お肉がついている可能性が高いので、ゆがみの調整とわき腹引き締めのエクササイズを。

腰の左右移動

1. 基本の立ち方で立つ

ベルトを股関節のあたりに巻いて、基本の立ち方（P20）で立つ。

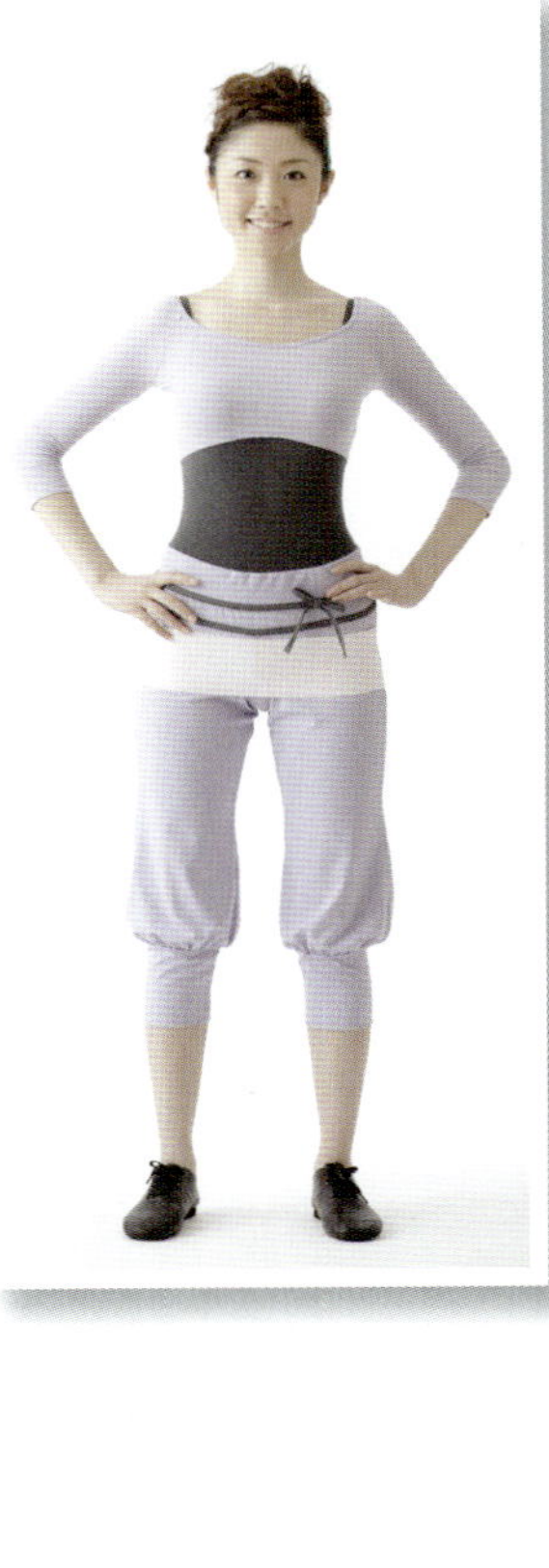

2. 腰を左右に動かす

腰を左右にスライドさせる。ゆっくりと10往復。横へ腰を突き出すイメージで。

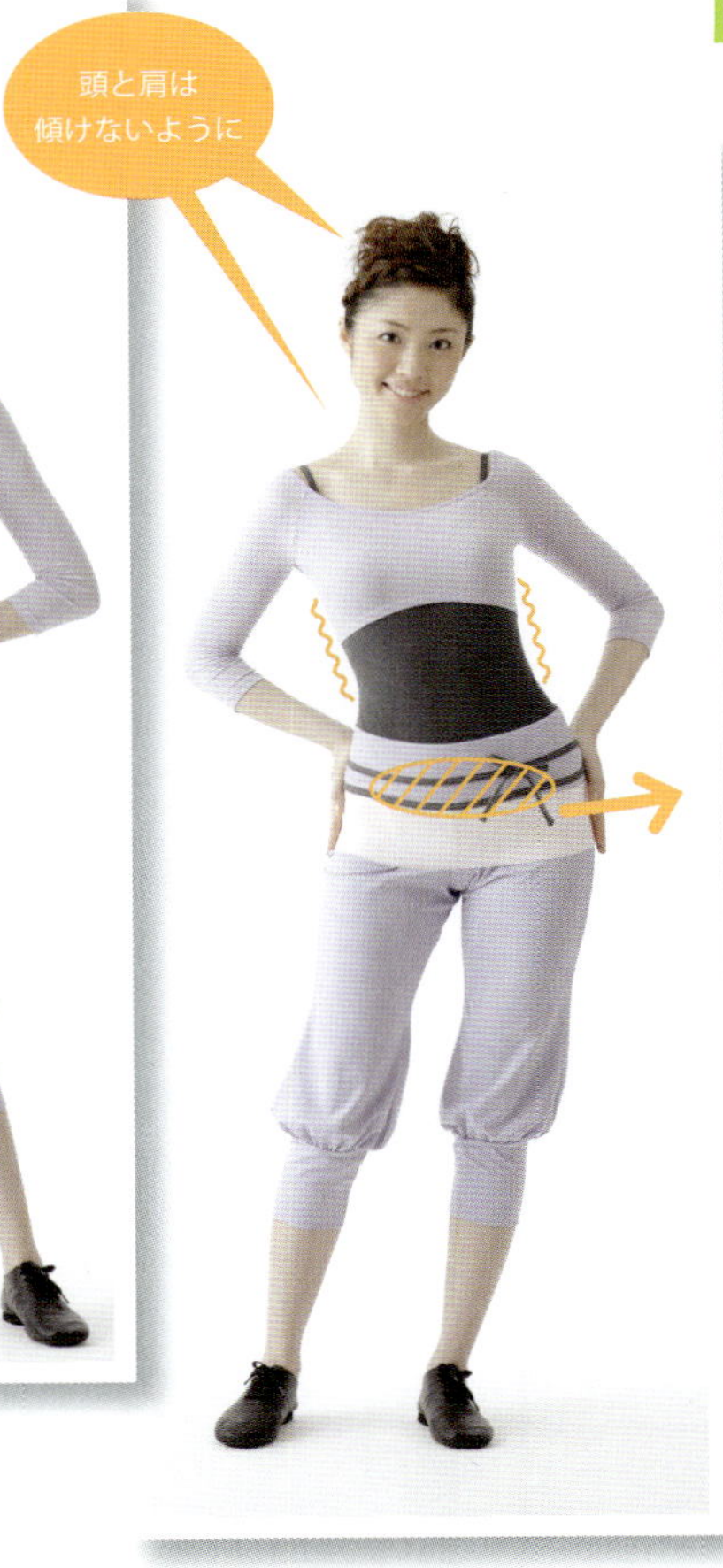

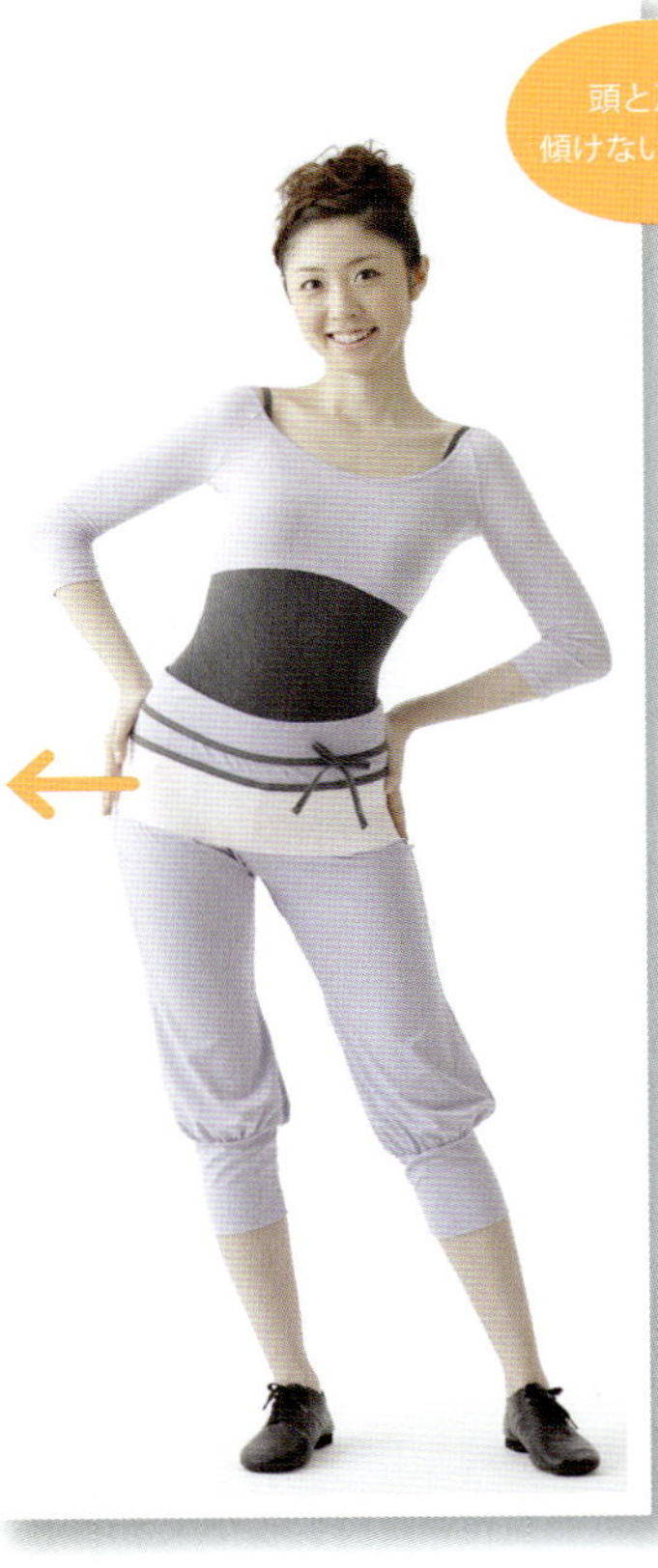

動かしている骨格　骨盤、股関節、ひざ、足首、脊椎
動かしている筋肉　腹直筋、外腹斜筋、大腰筋、骨盤底筋群、内転筋

TYPE2 わき腹太り

わき腹伸ばし

1. ベルトを持って両手を上に

足を肩幅程度に開いて立つ。ベルトをふたつに折って、両端を持ち、両手を真上に上げる。

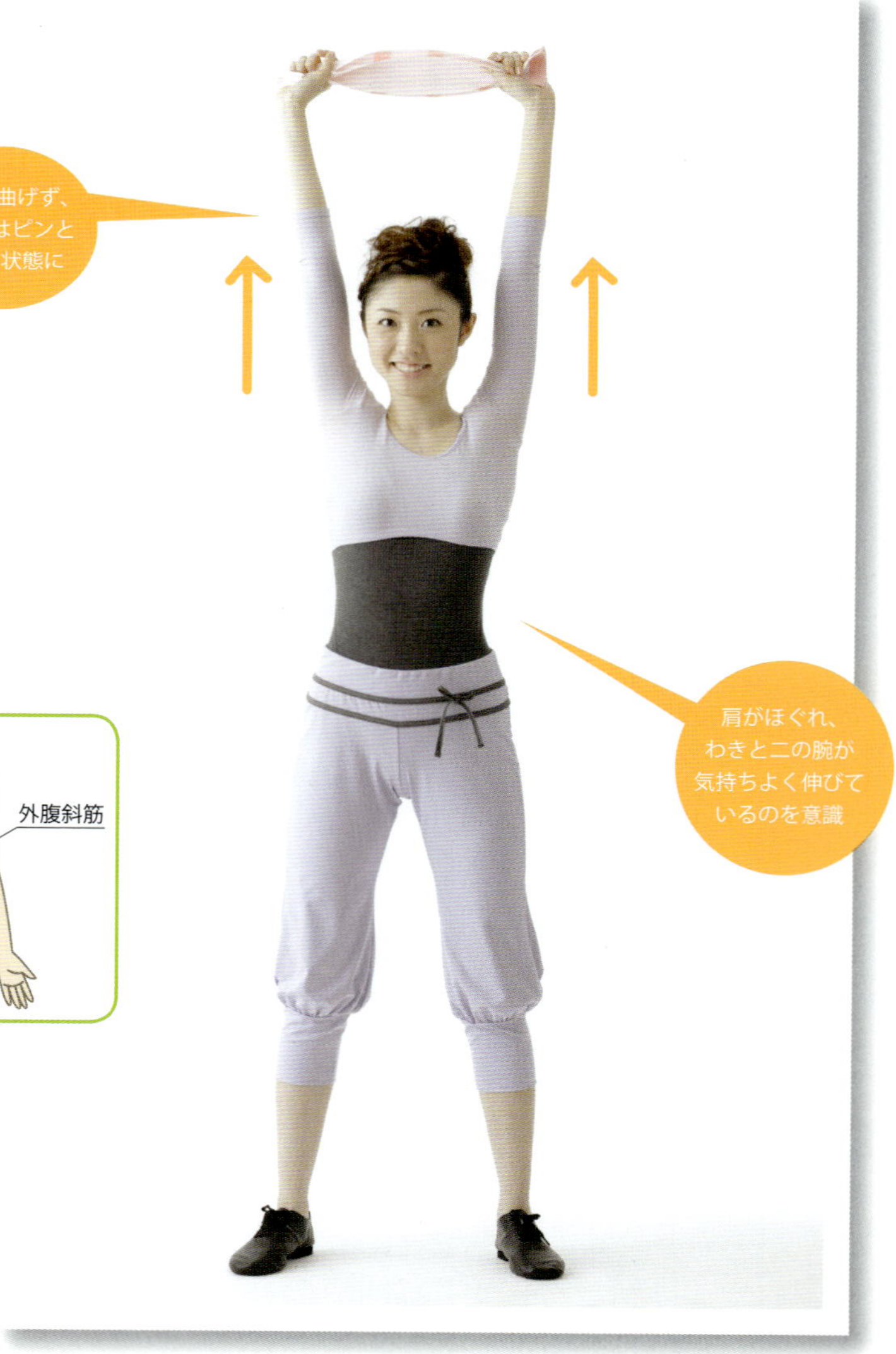

ひじを曲げず、ベルトはピンと張った状態に
肩がほぐれ、わきと二の腕が気持ちよく伸びているのを意識

TYPE2 わき腹太り
主に鍛える部位はここ!!

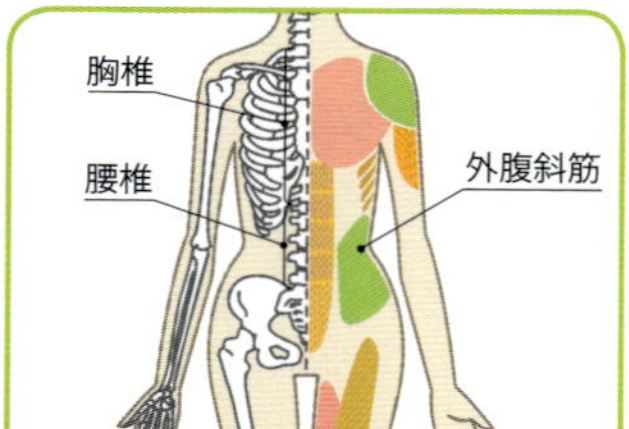

胸椎
腰椎
外腹斜筋

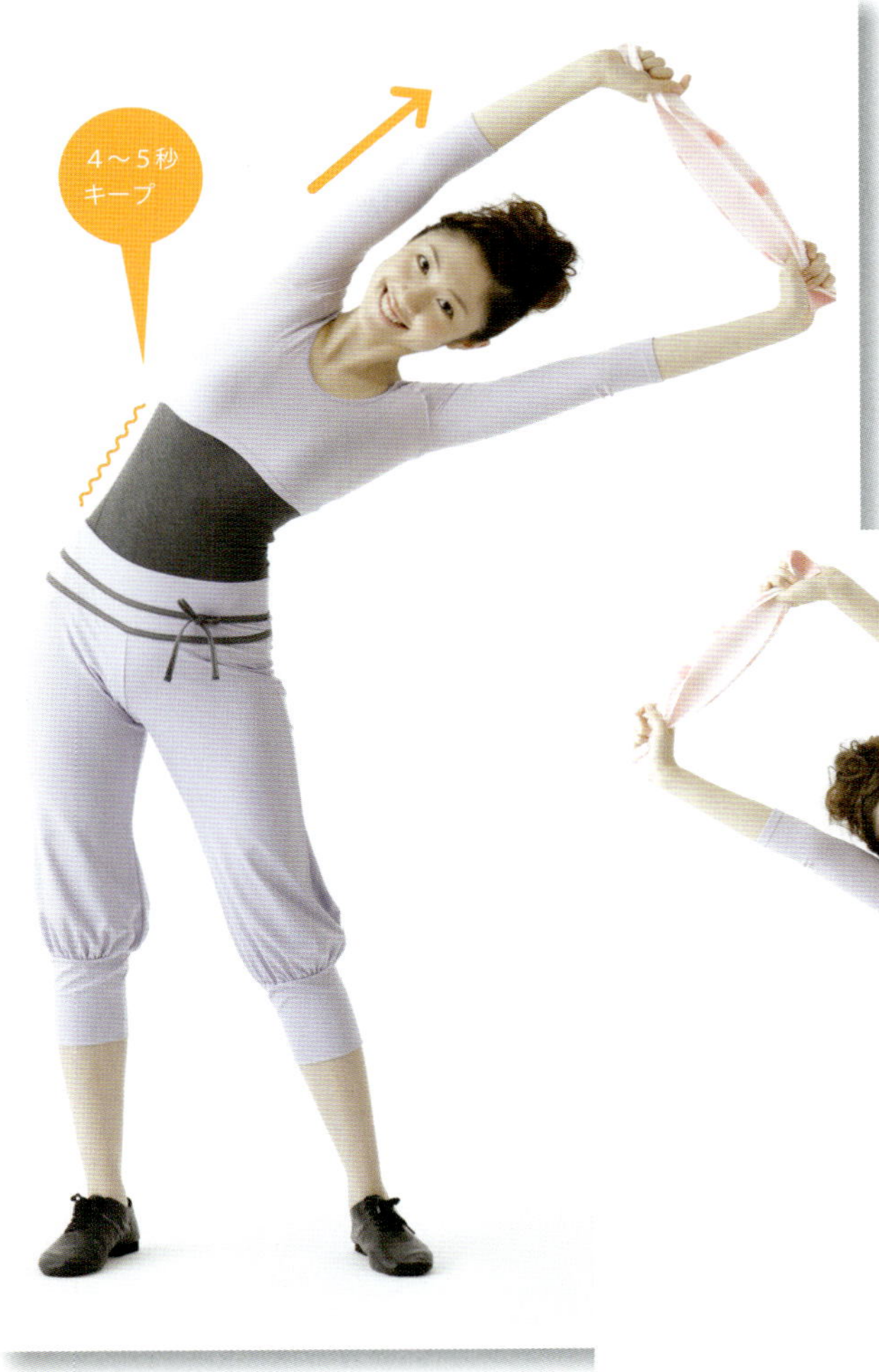

2. 上半身を傾ける

ゆっくりと上半身を横に傾け、4～5秒ほどキープ。ゆっくりと元に戻し、反対側も同様に。左右1セットで2～3回程度行う。

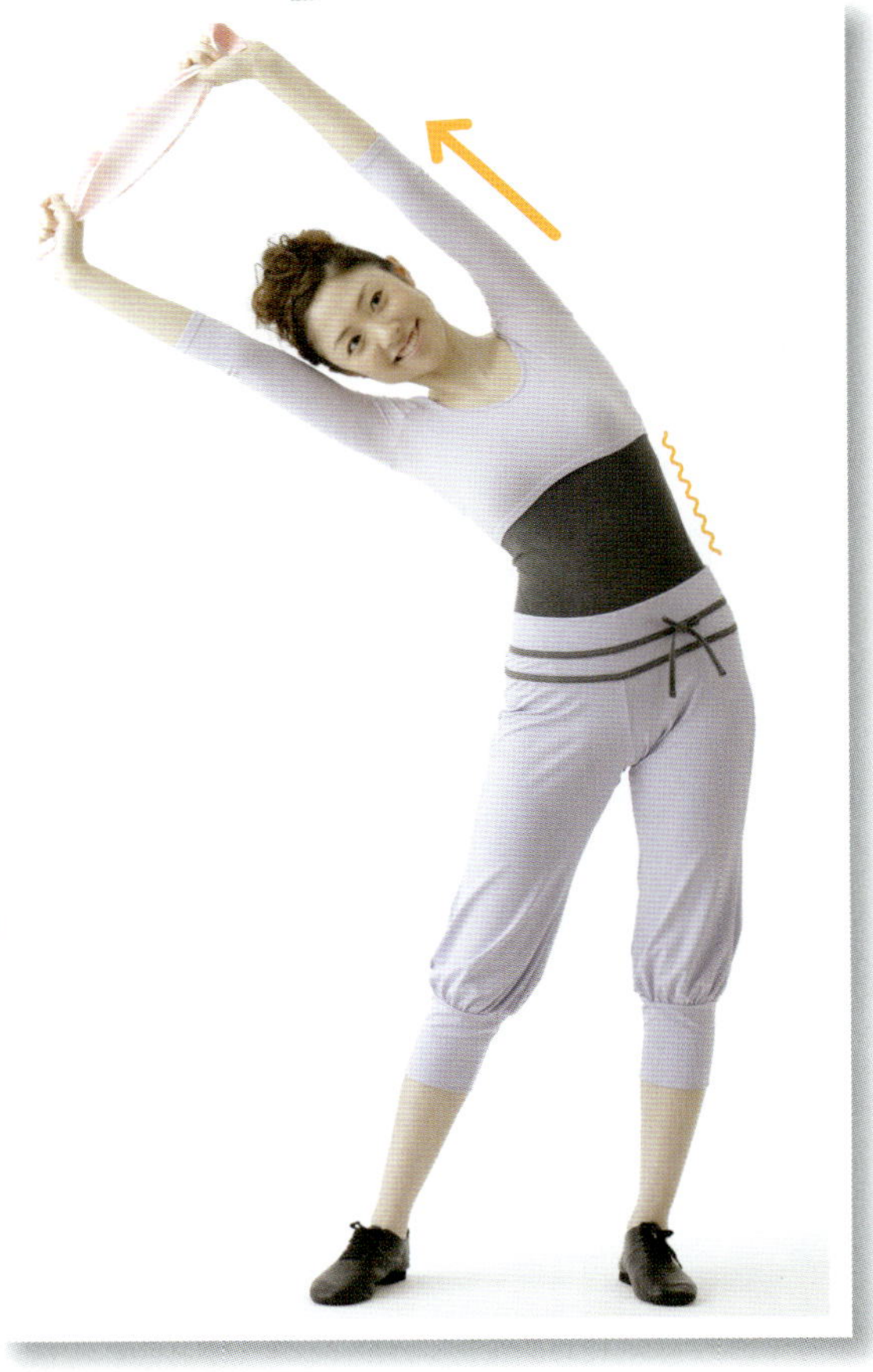

動かしている骨格　骨盤、股関節、ひざ、足首、脊椎
動かしている筋肉　腹直筋、外腹斜筋、大腰筋、骨盤底筋群、内転筋

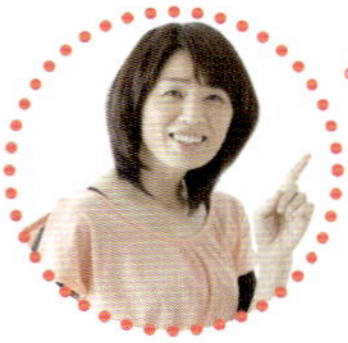

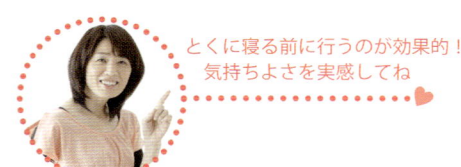

とくに寝る前に行うのが効果的！
気持ちよさを実感してね

TYPE2 わき腹太り

ひざ倒し

1. ひざを曲げる

ベルトをウエストの部分に巻く。あお向けになり、両手を体から少し離れた位置に置き、体の力を抜いてリラックスする。その姿勢から、両脚のひざを揃えて立てる。

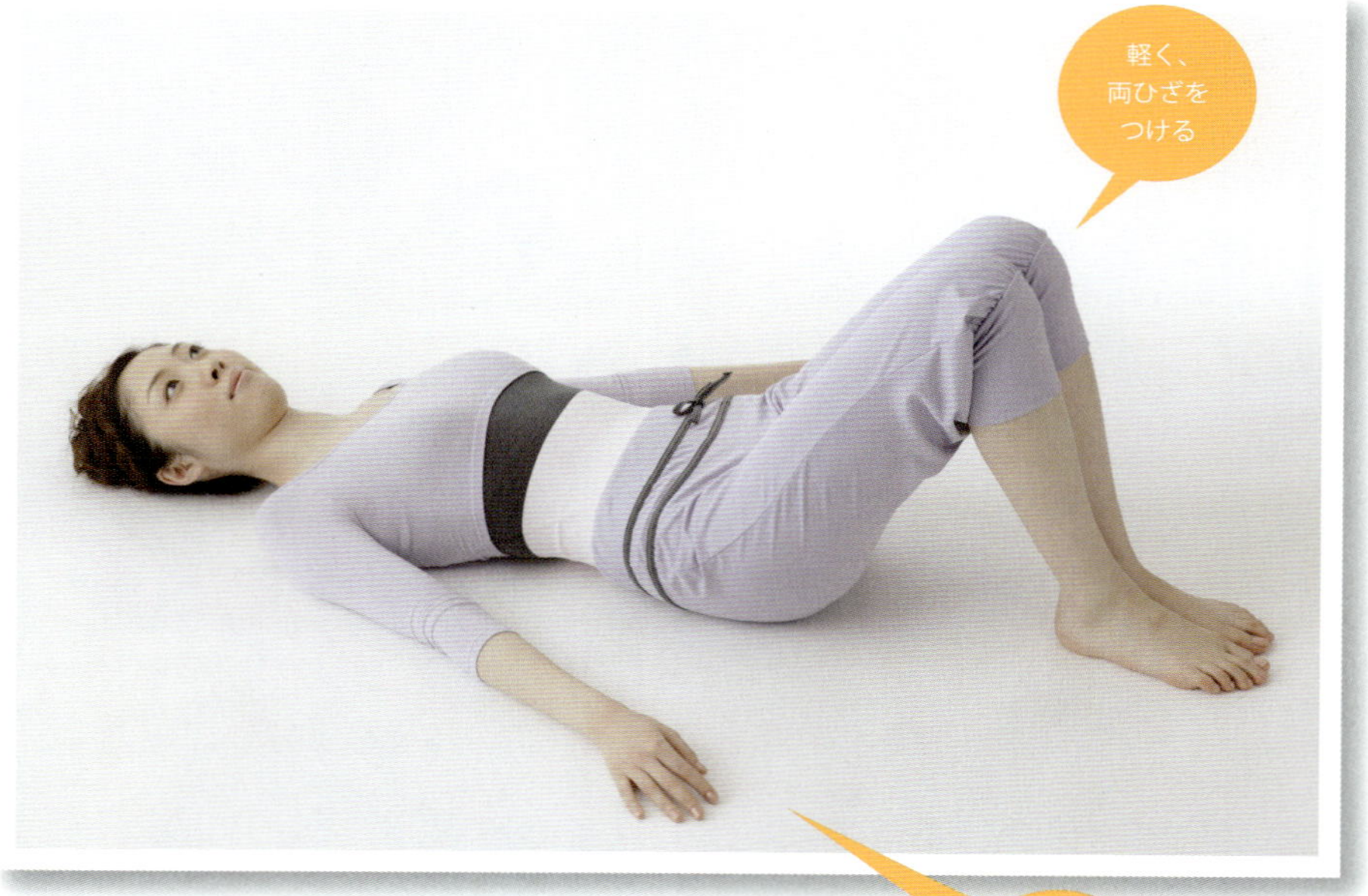

軽く、両ひざをつける
両手は体から少し離して

2. 脚を左右に倒す

腰を軸にして、両ひざを左右交互に倒す。ゆっくりとしたリズムで、５往復ほど行う。

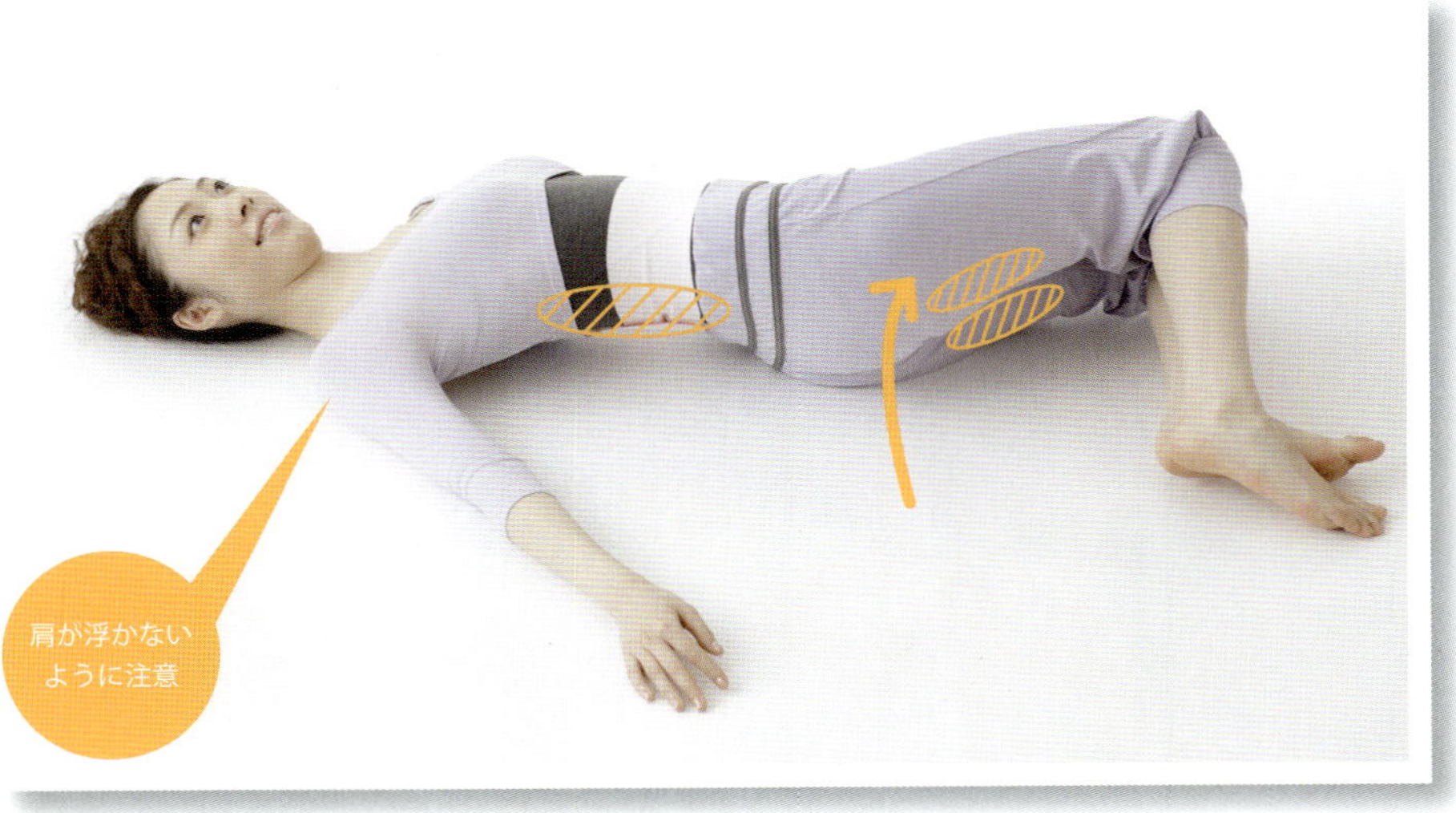
肩が浮かない
ように注意

3. 腰を左右に大きくひねる

今度は、ひざが床につくまで、腰を深く左右にひねる。顔は上を向いたまま。
反動をつけないように、ゆっくりとしたリズムで、５往復ほど行う。

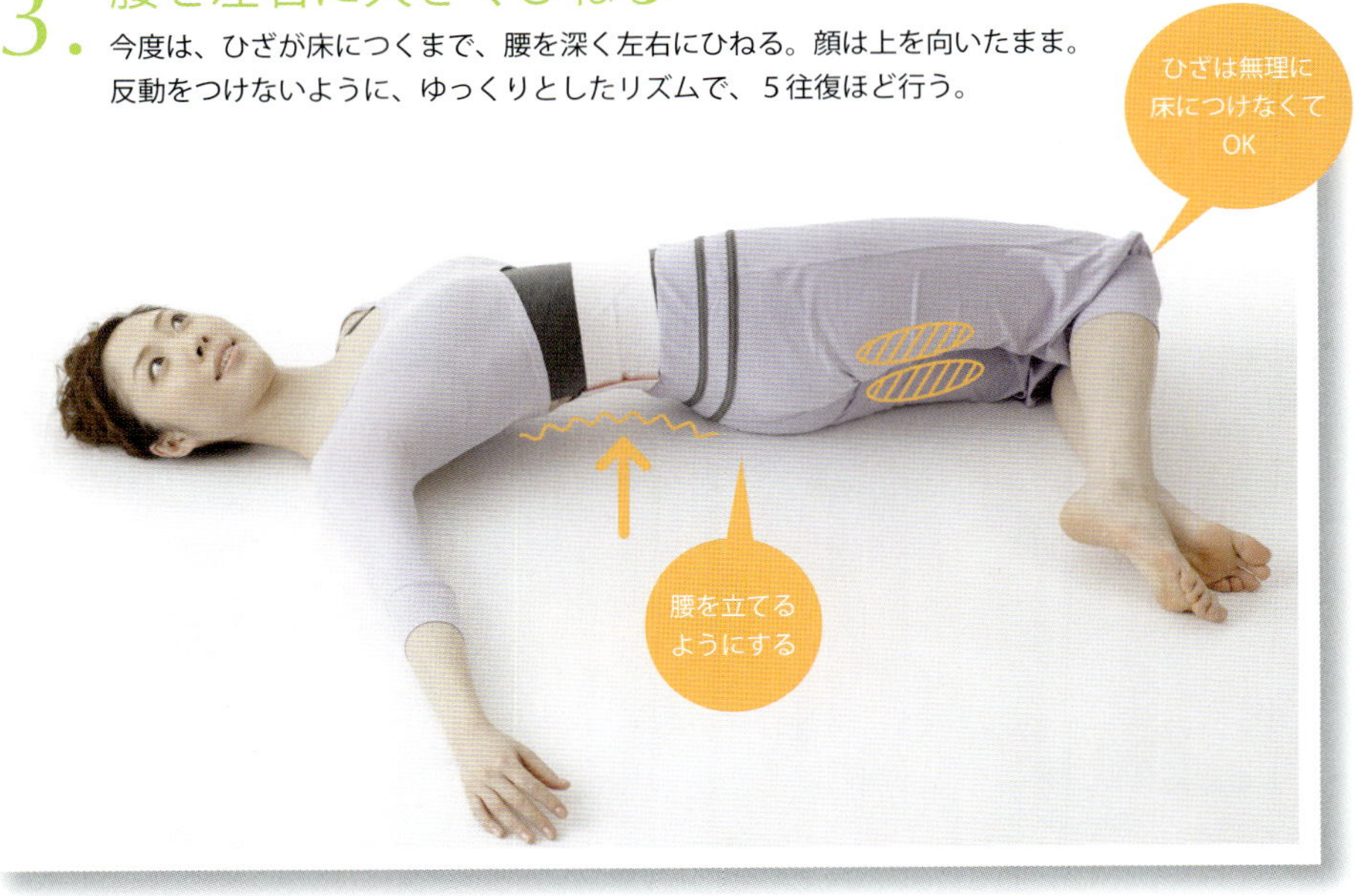
ひざは無理に
床につけなくて
OK
腰を立てる
ようにする

動かしている骨格　骨盤、股関節、ひざ、脊椎
動かしている筋肉　腹直筋、括約筋、外腹斜筋、前鋸筋、広背筋、内転筋

原因別シェイプアップ法

TYPE3 くびれなし

へそ周りは内臓脂肪がつきやすく、メタボリック症候群を引き起こす可能性も。腰回しエクササイズで骨盤のゆがみを調整し、脂肪が燃焼しやすい体づくりを行いましょう。

腰の前後移動

1. 基本の立ち方で立つ

ベルトを股関節のあたりに巻いて、基本の立ち方（P 20）で立つ。

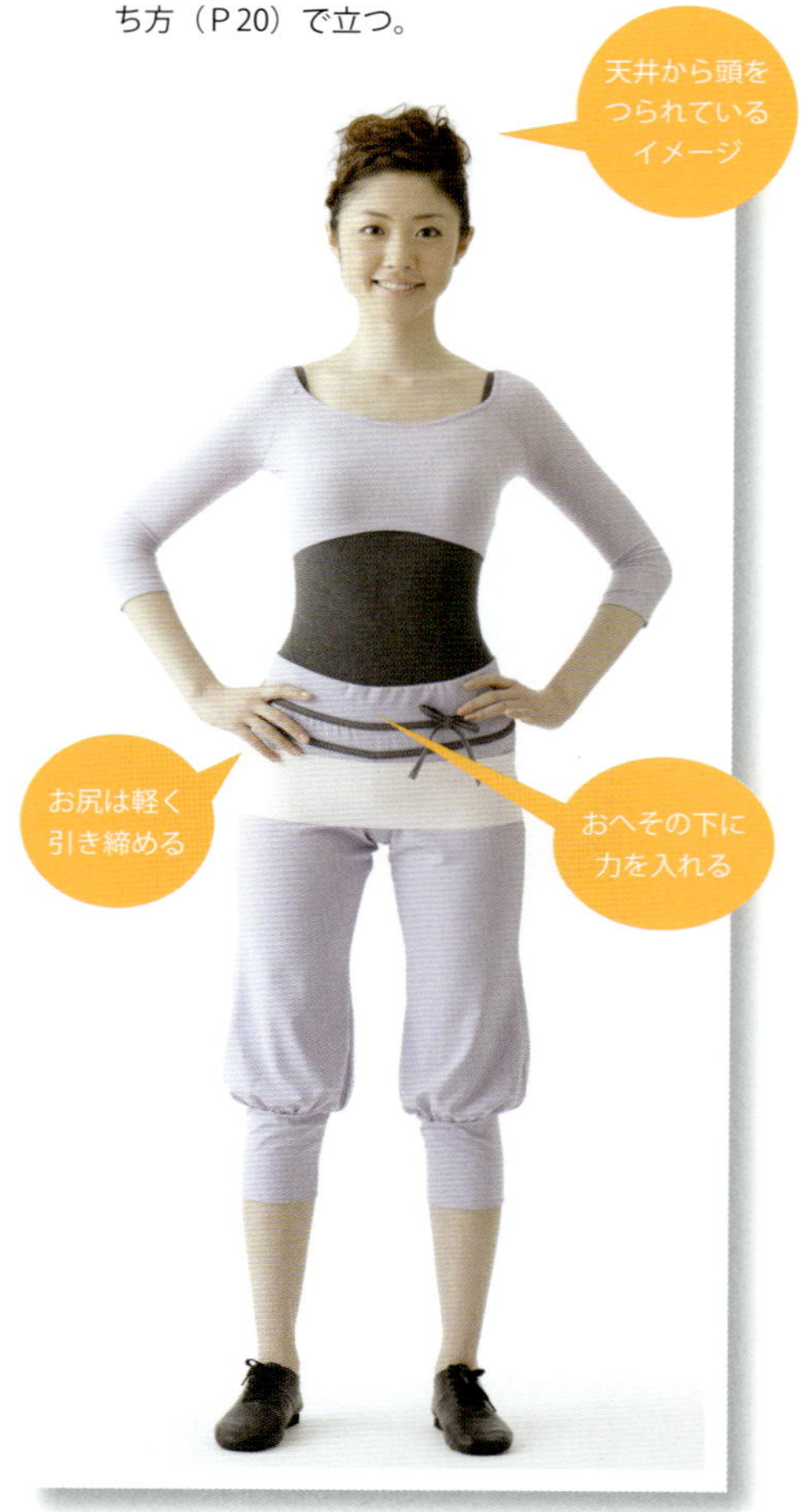

天井から頭をつられているイメージ
お尻は軽く引き締める
おへその下に力を入れる

2. 腰を前後に動かす

お尻を軽く締めて、腰を前後に動かす。ゆっくりと10往復行う。

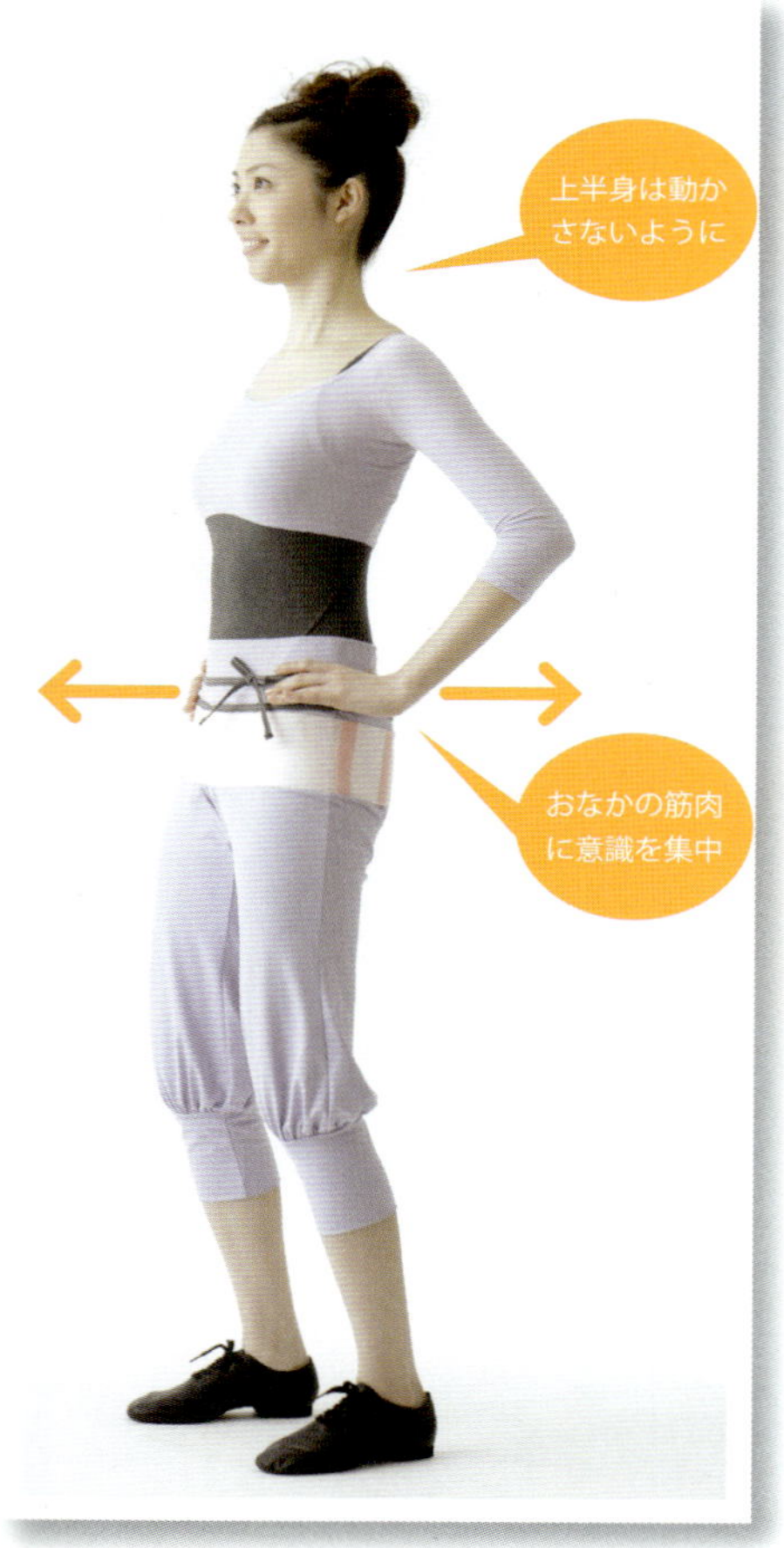

上半身は動かさないように
おなかの筋肉に意識を集中

動かしている骨格	骨盤、股関節、ひざ、足首、脊椎
動かしている筋肉	腹直筋、外腹斜筋、大腰筋、骨盤底筋群、内転筋

腰回し

1. 基本の立ち方で立つ

ベルトを股関節のあたりに巻いて、基本の立ち方（P20）で立つ。

2. 腰を回していく

大きな円を描くようにして、腰を右横のほうに回していく。

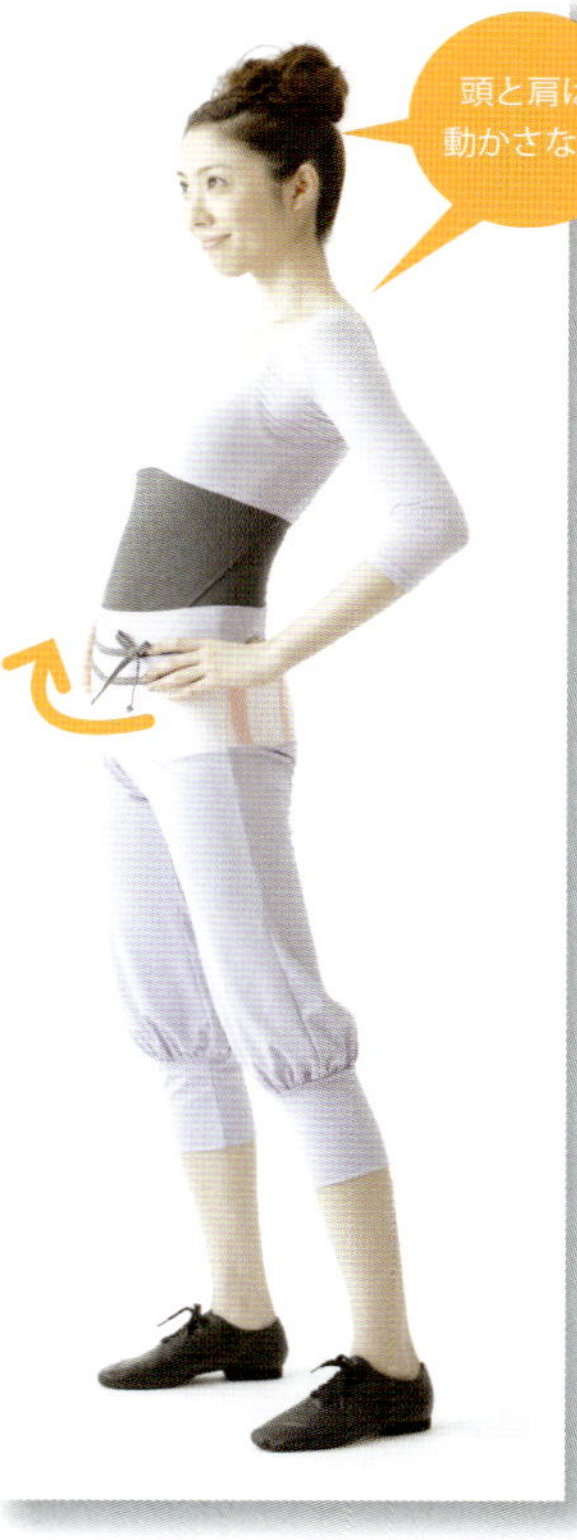

頭と肩は
動かさない

3. お尻を突き出すように後ろへ

軽くお尻を突き出すようにして、腰を後ろへ回していく。

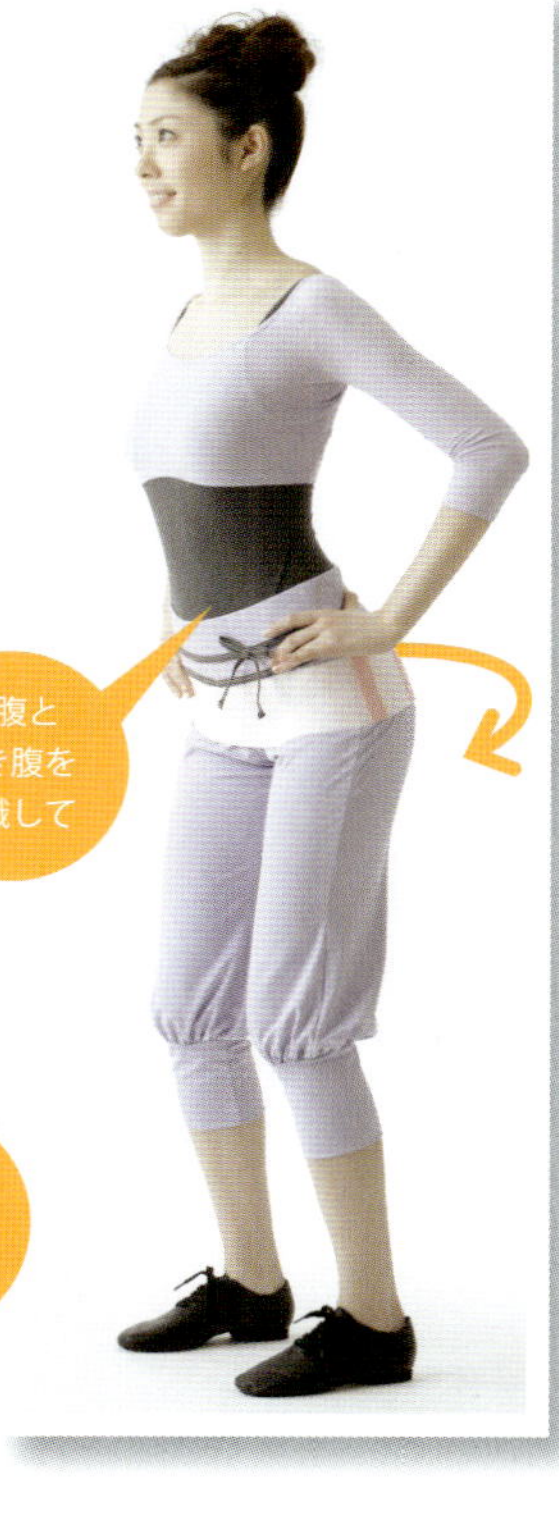

下腹と
わき腹を
意識して

4. 腰を前のほうへ戻す

左横へ回していき、さらに腰を前のほうへ戻して1回転させる。右方向、左方向にそれぞれ10回ずつ行う。

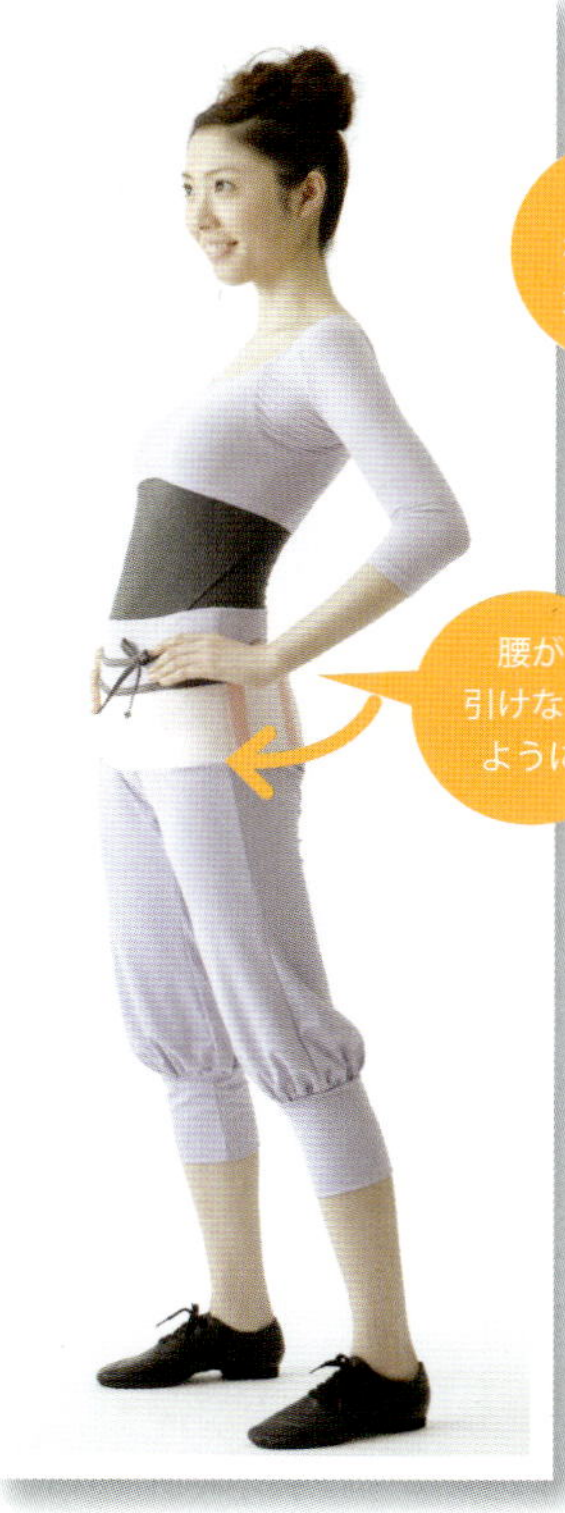

腰が
引けない
ように

TYPE3 くびれなし　主に鍛える部位はここ!!

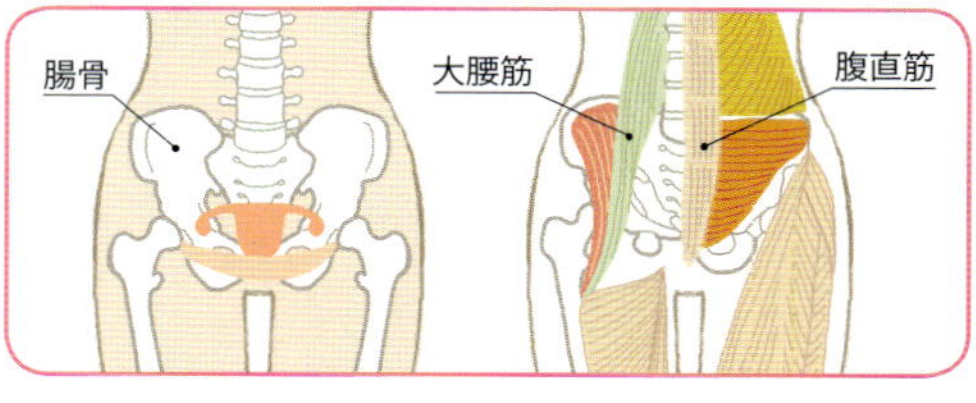

腸骨
大腰筋
腹直筋

腰回しとベルトを巻く位置

骨盤ベルトを腰に巻いて腰回しを行えば、骨盤が安定し、
筋肉の動きがわかりやすくなるため、効いてほしい部位に力がうまく入るように。
巻く位置によって効果も変わります。

骨盤に巻くと…

下腹スッキリ＆ヒップアップ

広がった骨盤を締める働きがアップし、下腹ポッコリを解消。骨盤のゆがみを整え、脂肪が燃焼しやすい体に。出産後のママにもおすすめ。

股関節に巻くと…

美脚＆下半身やせ

股関節の血流をアップすることで、むくみが取れ、足がスッキリ。腰痛予防やひざ、足首の調整にも効果的。

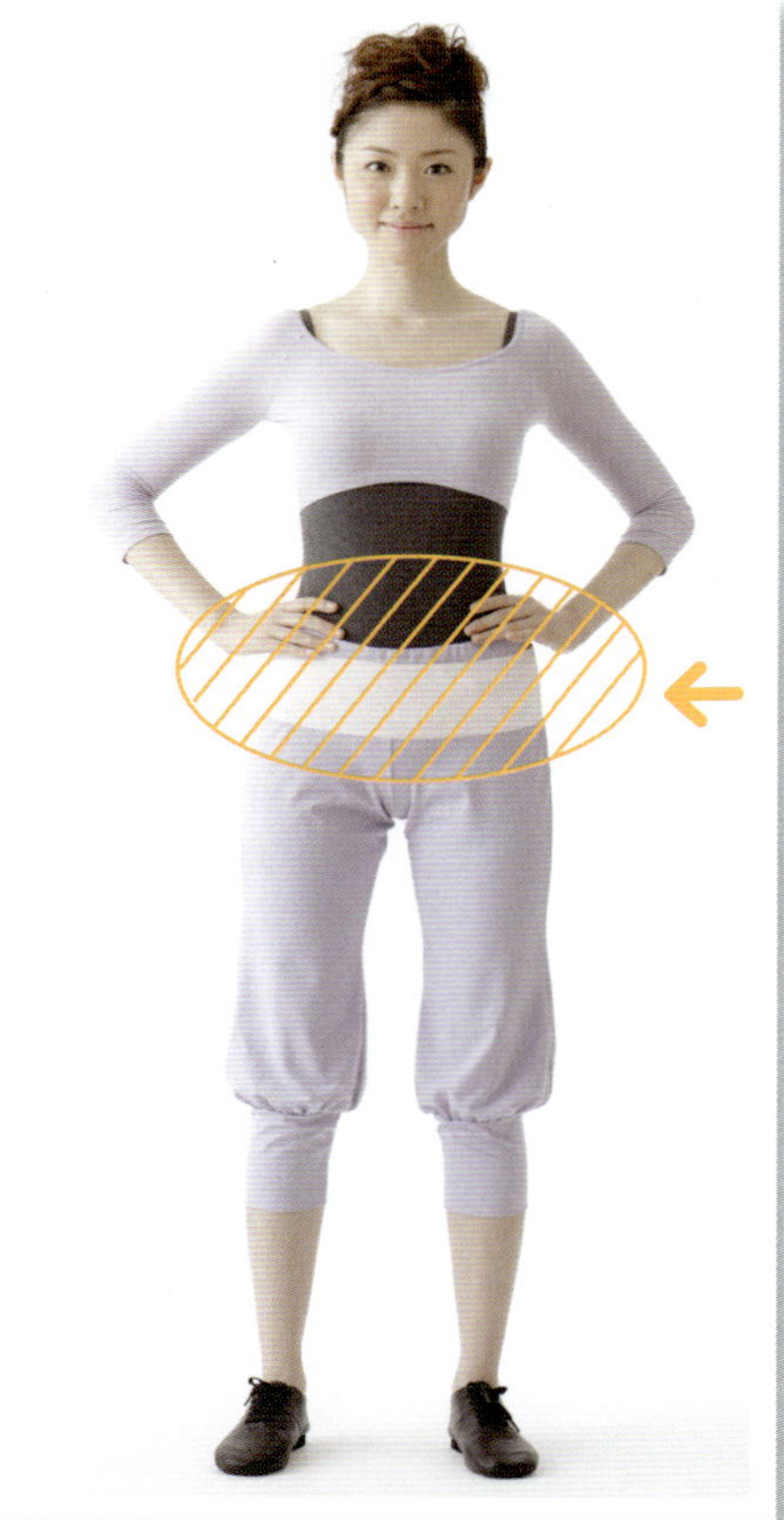

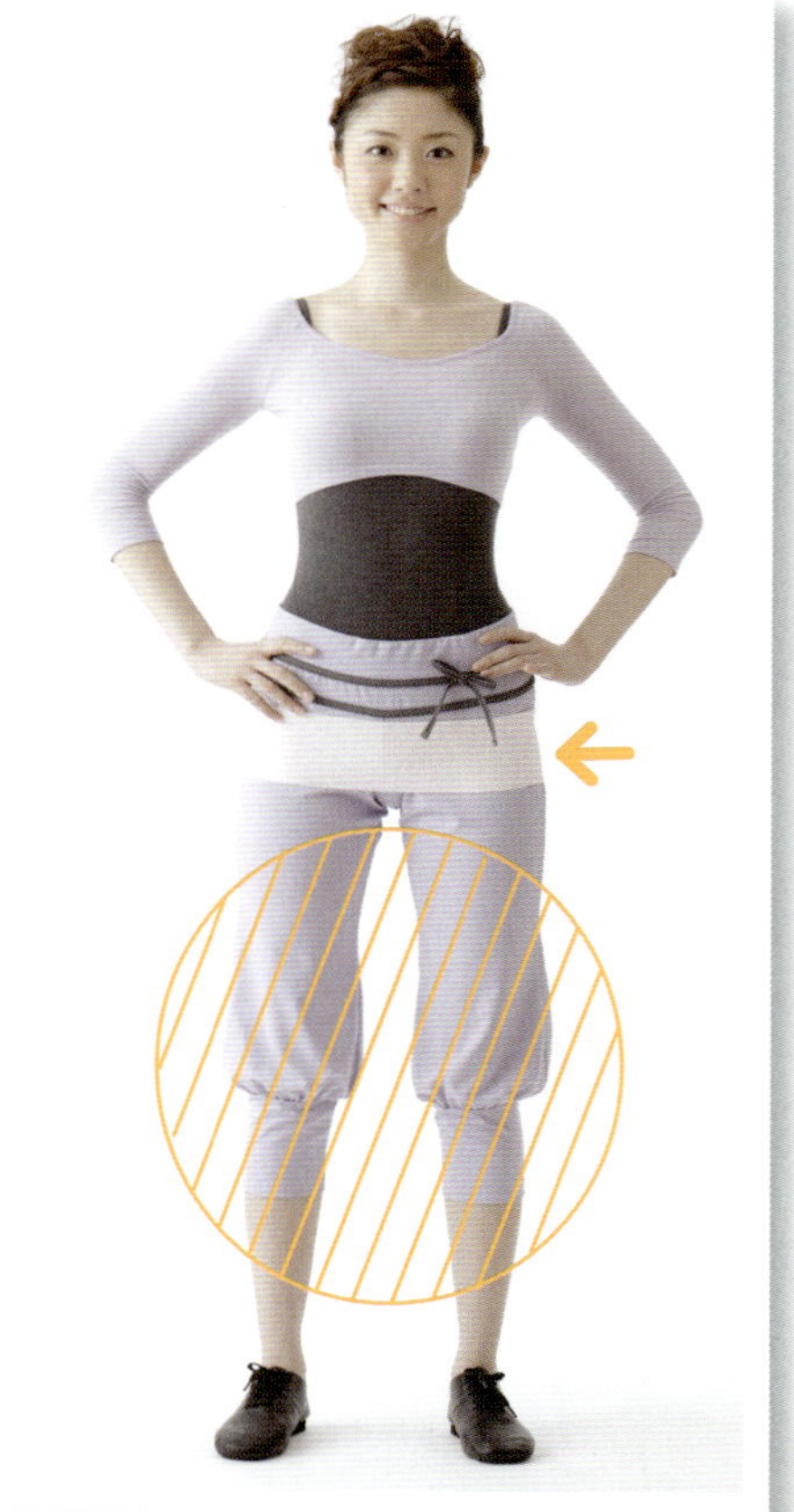

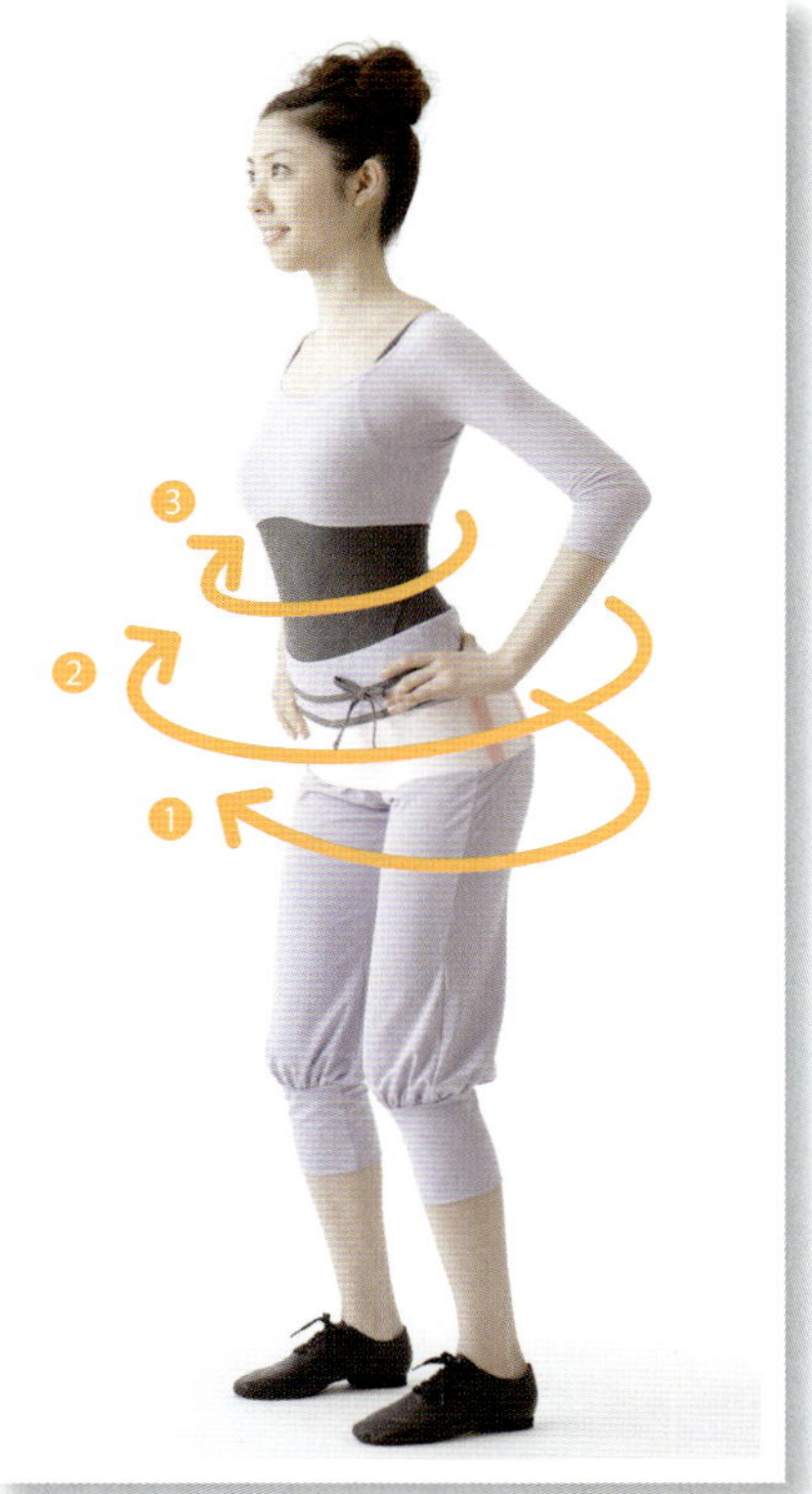

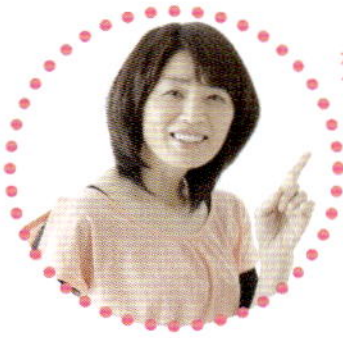

効いているところを意識しながら
腰回しを行いましょう！

ウエストに巻くと…
バストアップ＆背中シェイプ

腰を回しながら、上半身の筋肉も意識するため、ウエストシェイプはもちろん、バストアップや背中のシェイプアップに効果的。

骨盤ベルトをつけても、腰の回し方は同じです。ただし、巻いた位置によって、描く円の大きさが変わります。

① 股関節に巻いたとき。
② 骨盤に巻いたとき。回す円が一番大きくなります
③ ウエストに巻いたとき。回す円が一番小さくなります

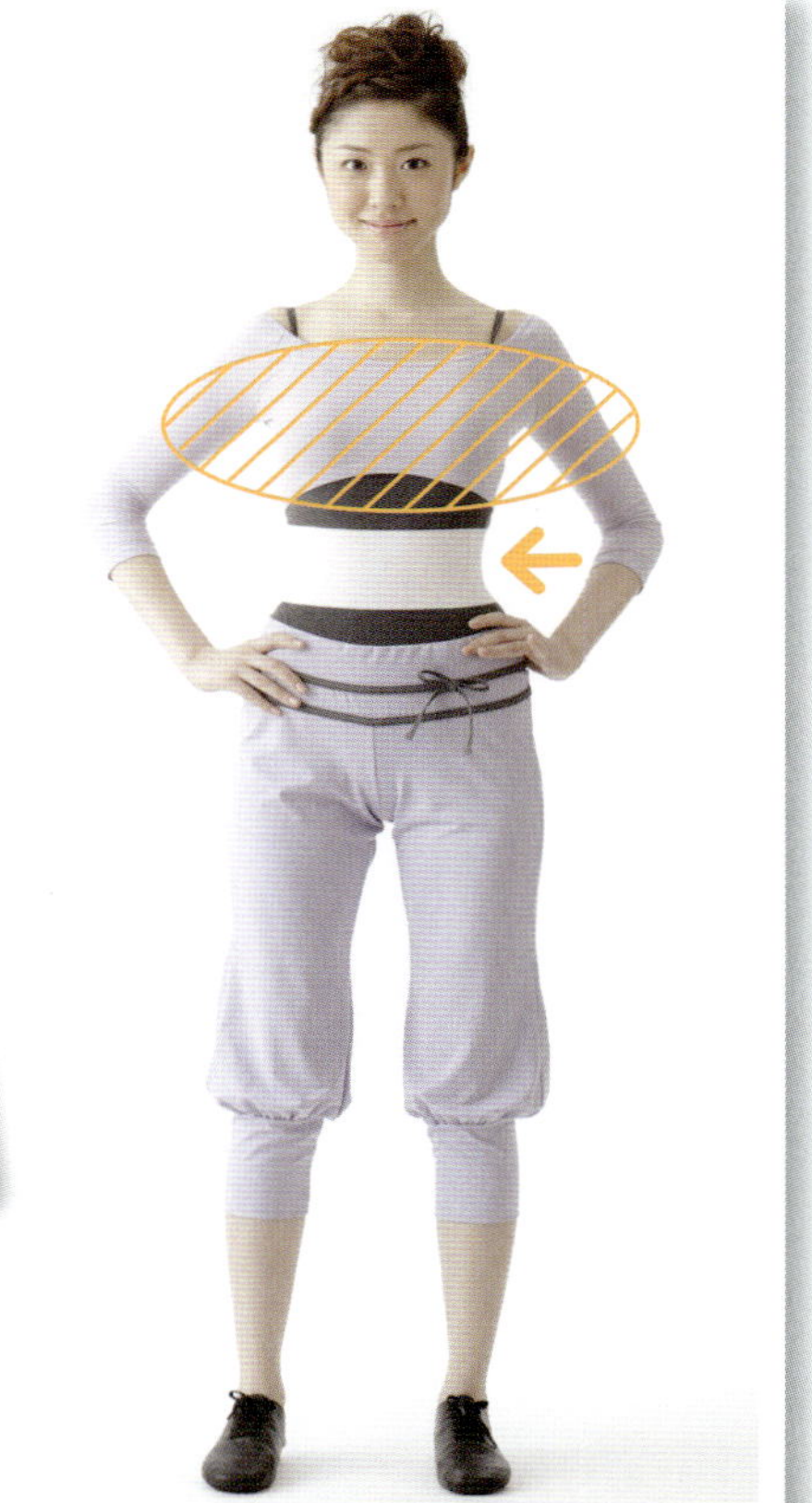

TYPE3 くびれなし

おなか腹筋

1. ベルトをウエストの位置に巻く。背筋を伸ばして、両手を頭の後ろに置き、4秒くらいかけて、鼻からゆっくりと息を吸い込み、おなかをふくらませる。軽くお尻を引き締めながら、3秒息を止める。

2. 7秒くらいかけて、口からゆっくりと息を吐ききり、おなかをへこませる。1～2を10回行う。

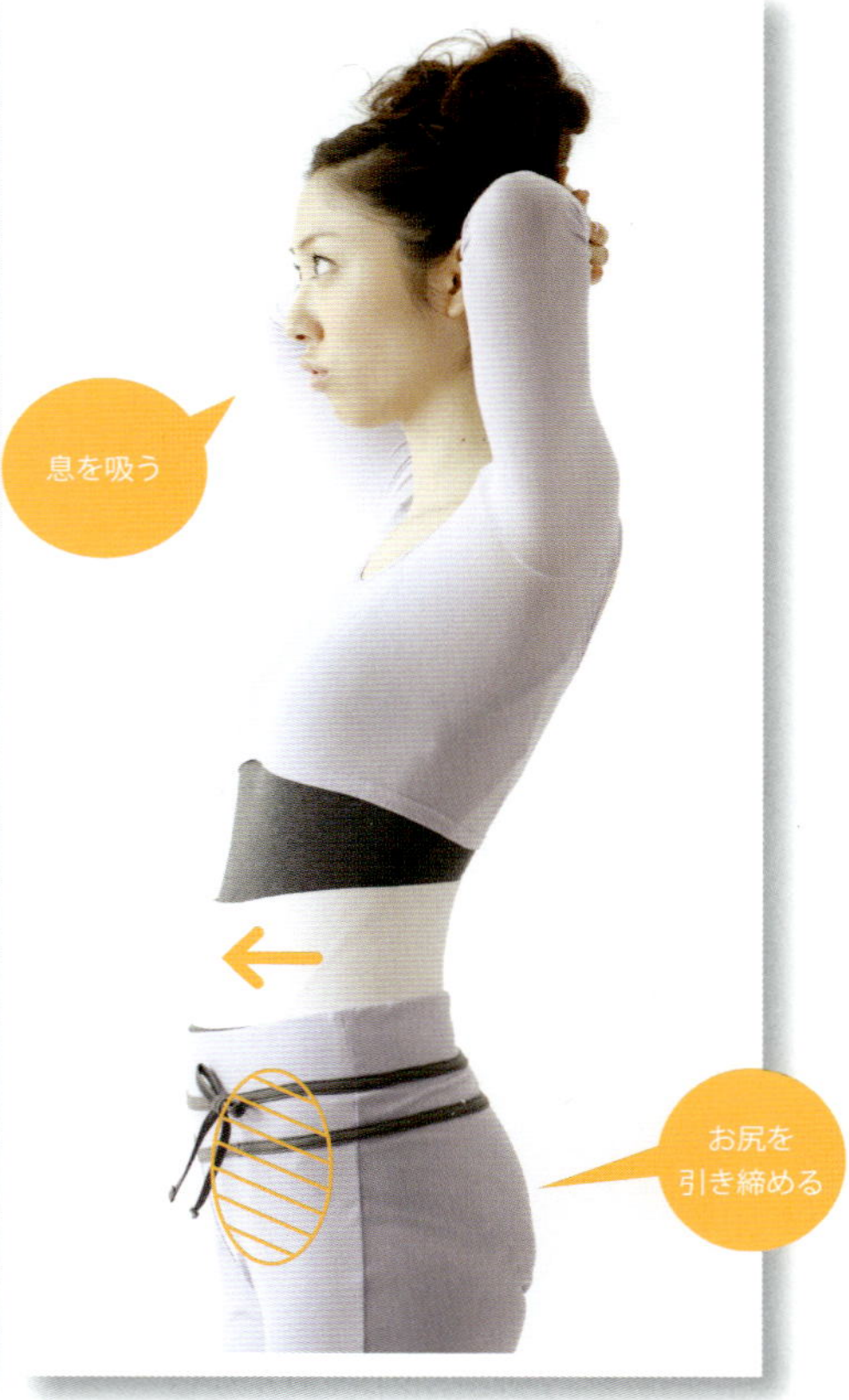

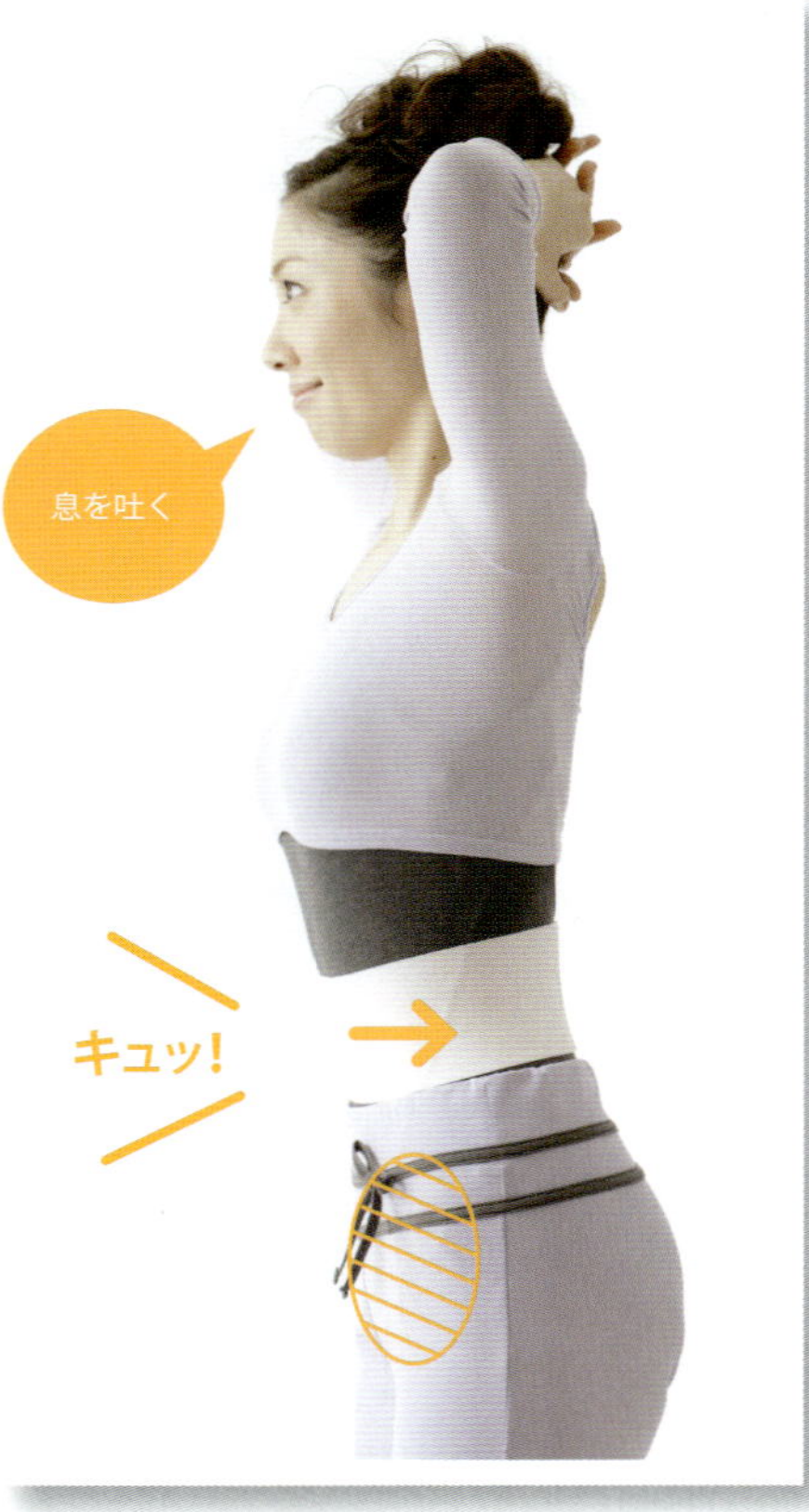

動かしている骨格	骨盤、脊椎
動かしている筋肉	腹直筋、大腰筋、腸骨筋、骨盤底筋群

☆さらに頑張れる人は…

左右にねじりを加えて行って、横腹もスッキリ！

足を肩幅程度に開いて立ち、手を腰に当てる。上半身を左側にひねり、1～2のおなか腹筋を行う。右側も同様に。

動かしている骨格	骨盤、脊椎
動かしている筋肉	腹直筋、腹横筋、外腹斜筋、大腰筋、内転筋

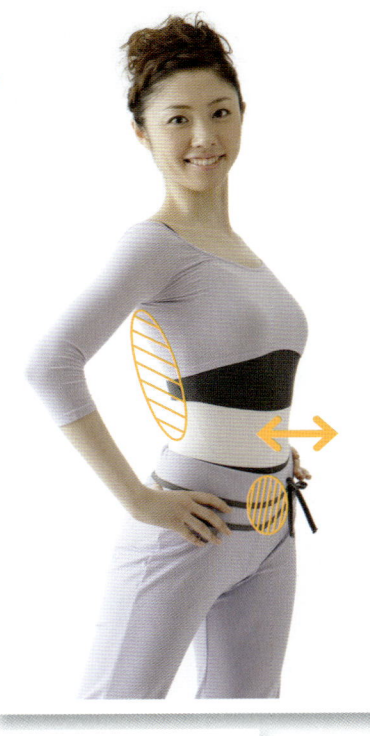

寝た姿勢で行って、足首もほっそり！

床にお尻とひじをついて、上半身を起こす。足先は上に向けて、1～2のおなか腹筋を行う。

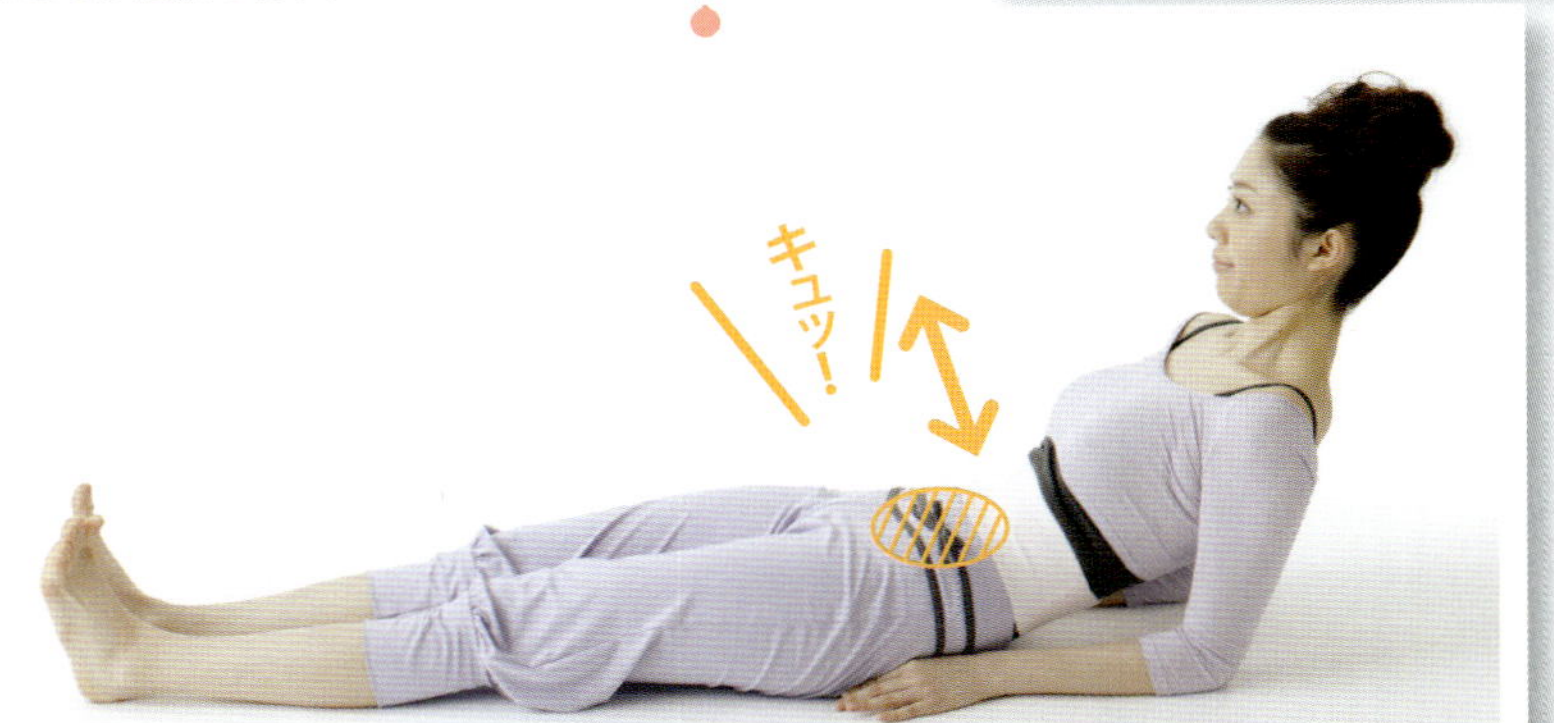

動かしている骨格	骨盤、足首
動かしている筋肉	腹直筋、大腰筋、骨盤底筋群、括約筋、アキレス腱

TYPE3 くびれなし

上体ひねり

1. ベルトを持って両手を前に

足を肩幅程度に開いて立つ。ベルトをふたつに折って、両端を持ち、両手を前に出す。

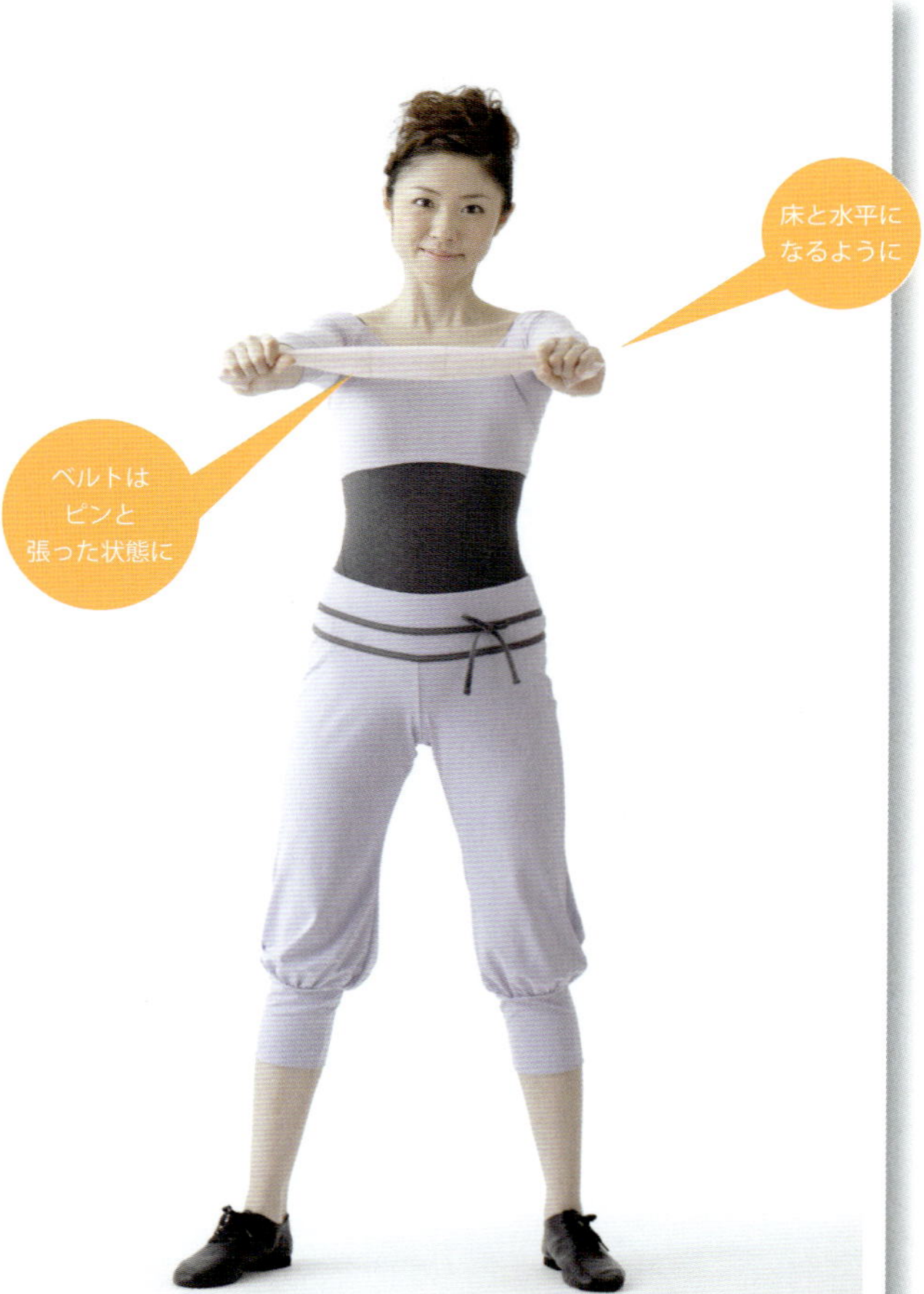

床と水平に
なるように
ベルトは
ピンと
張った状態に

2. ウエストをひねる

両手を水平に保ったまま、ゆっくりと横に動かす。ウエストだけをひねるようにし、そのまま10秒キープ。

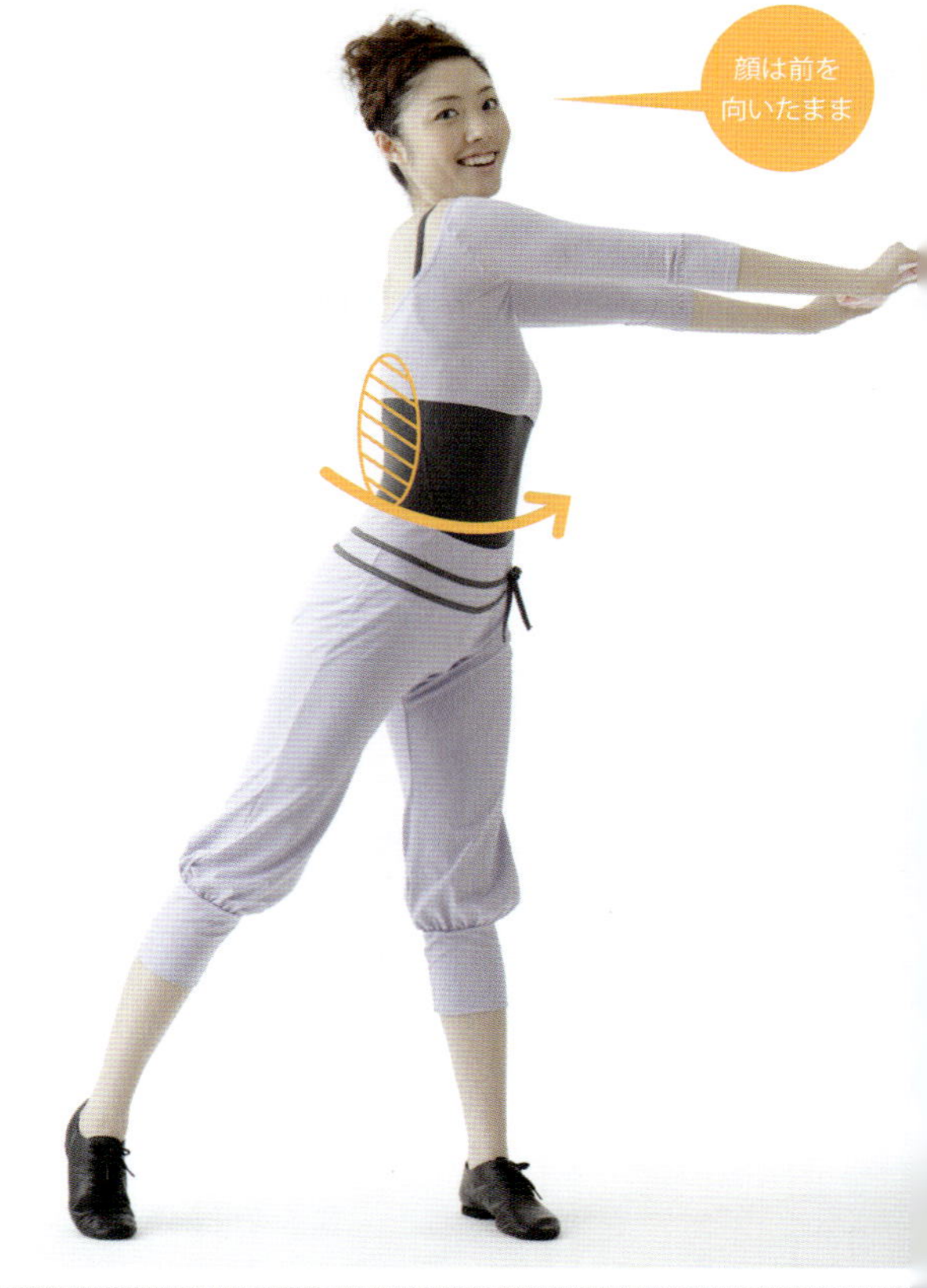

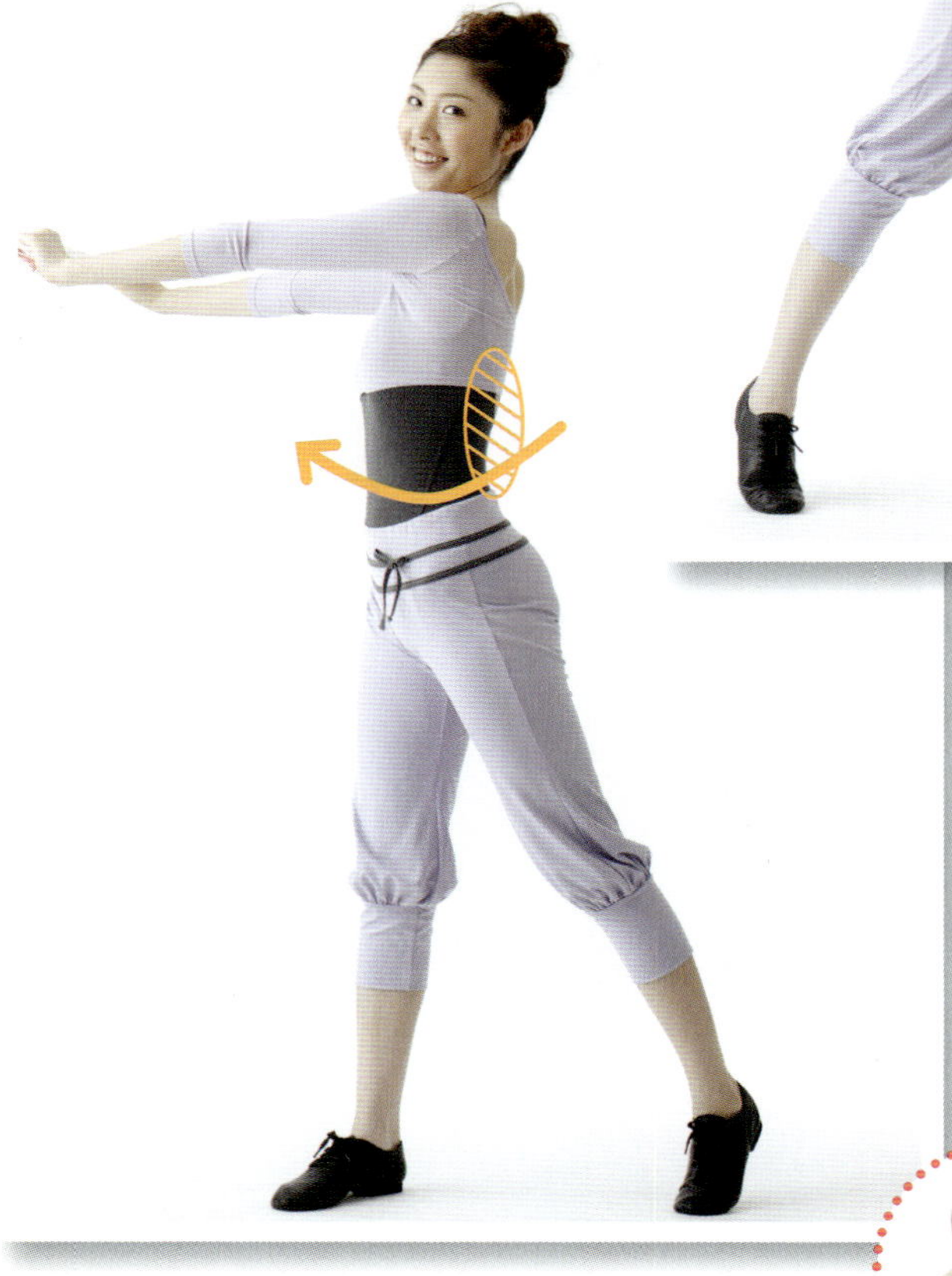

3. 反対側も同様に

腕をゆっくりと反対側に動かして、10秒キープ。左右2回程度行う。

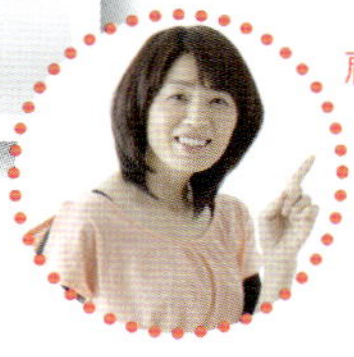

肩周りの筋肉もほぐれて、
肩こり解消にも効果的！

動かしている骨格	肩甲骨、脊椎
動かしている筋肉	上腕二頭筋、広背筋、外腹斜筋

原因別
シェイプ
アップ法

TYPE4 下腹ぽっこり

年齢とともに筋肉が落ちることで、下腹がポッコリ出てしまう人も多いはず。下腹をスッキリさせるには、足首やひざを動かすエクササイズで、下腹の筋肉を鍛えるのが効果的！

足首の反り伸ばし

1. 足首を曲げる

あお向けになり脚を肩幅に開く。手は体の横に自然と添える。
両足首をゆっくり曲げてそのまま7秒ほどキープ。

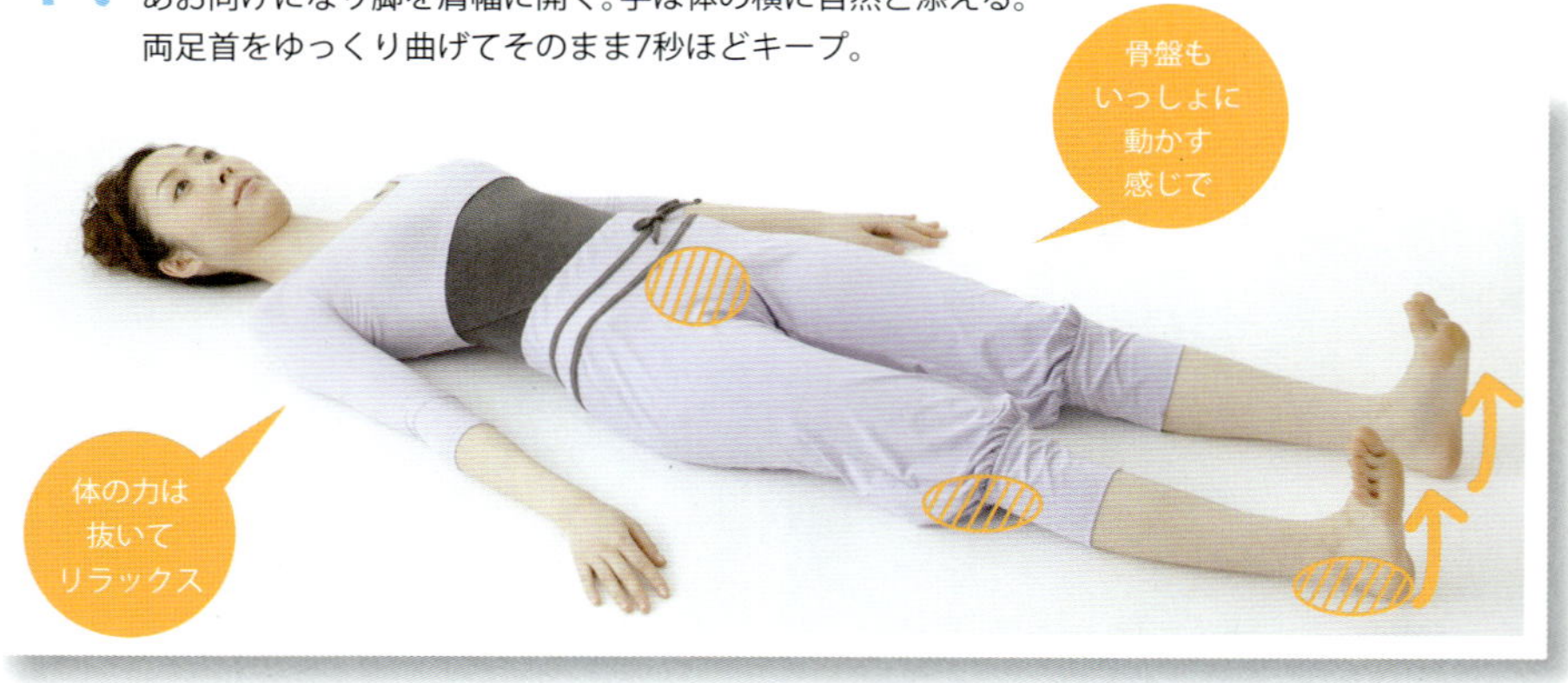
骨盤もいっしょに動かす感じで
体の力は抜いてリラックス

2. 足首を伸ばす

両足首をゆっくりと伸ばして、そのまま7秒ほどキープ。
1～2を5回繰り返す。

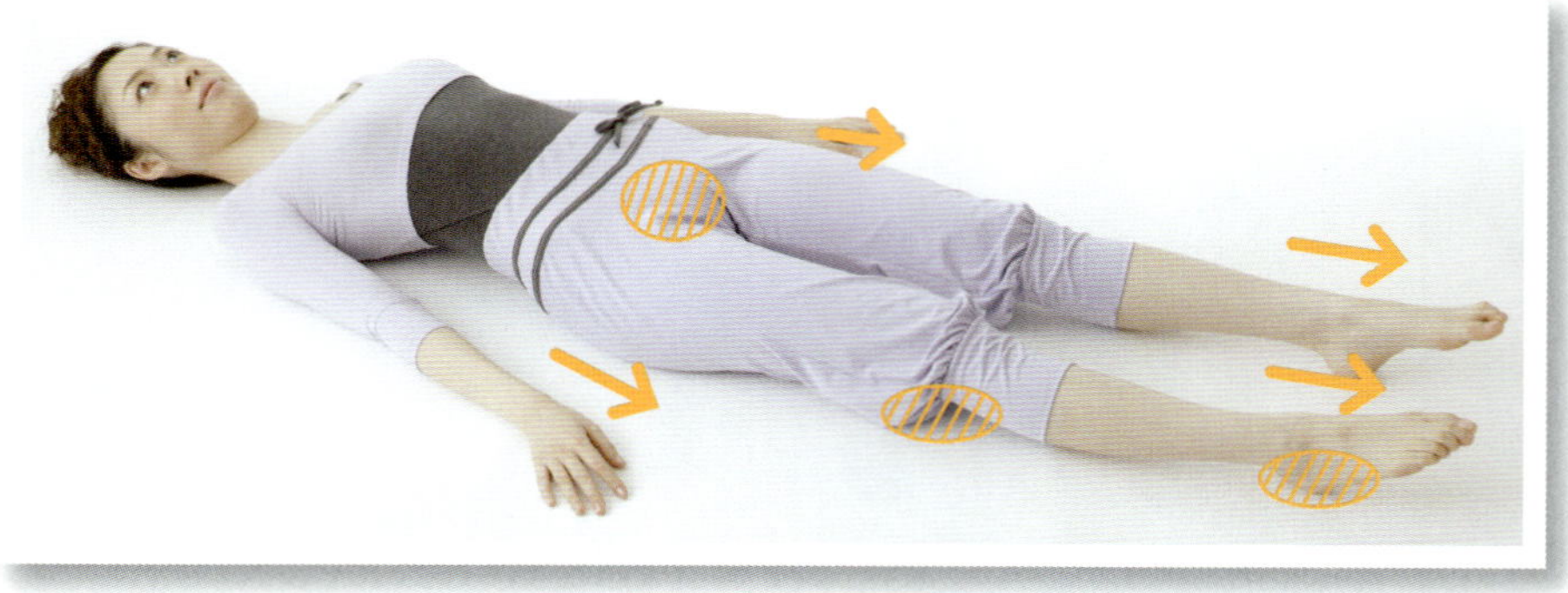

動かしている骨格　骨盤、足首
動かしている筋肉　腹直筋、括約筋、内転筋、大殿筋、膝裏、アキレス腱

足首の外回し&内回し

1. 足首を外回し

あお向けに寝たままで、足首を内側から外側へ回す。10回行う。

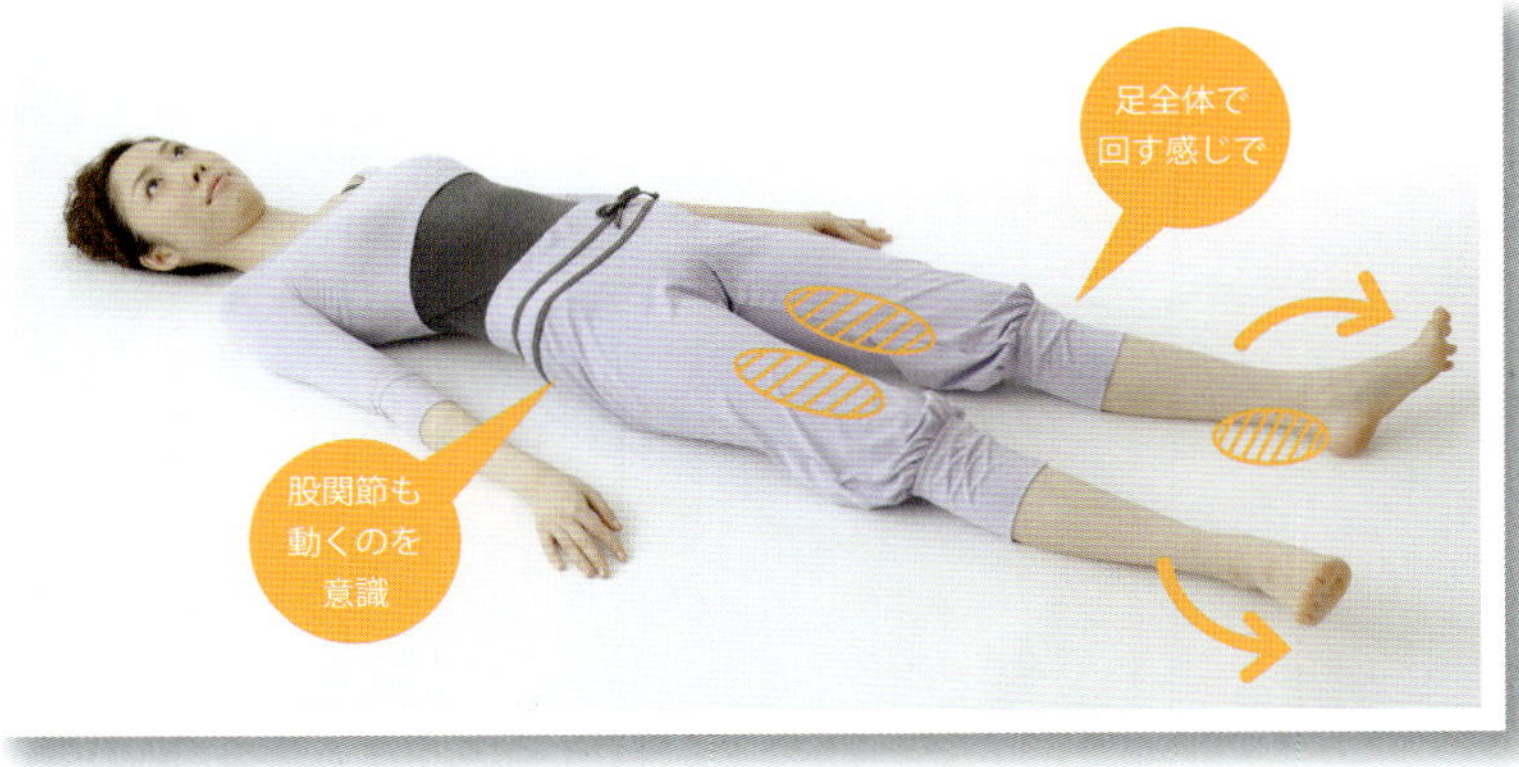
足全体で
回す感じで
股関節も
動くのを
意識

2. 足首を内回し

次に足首を外側から内側へと回す。10回行う。

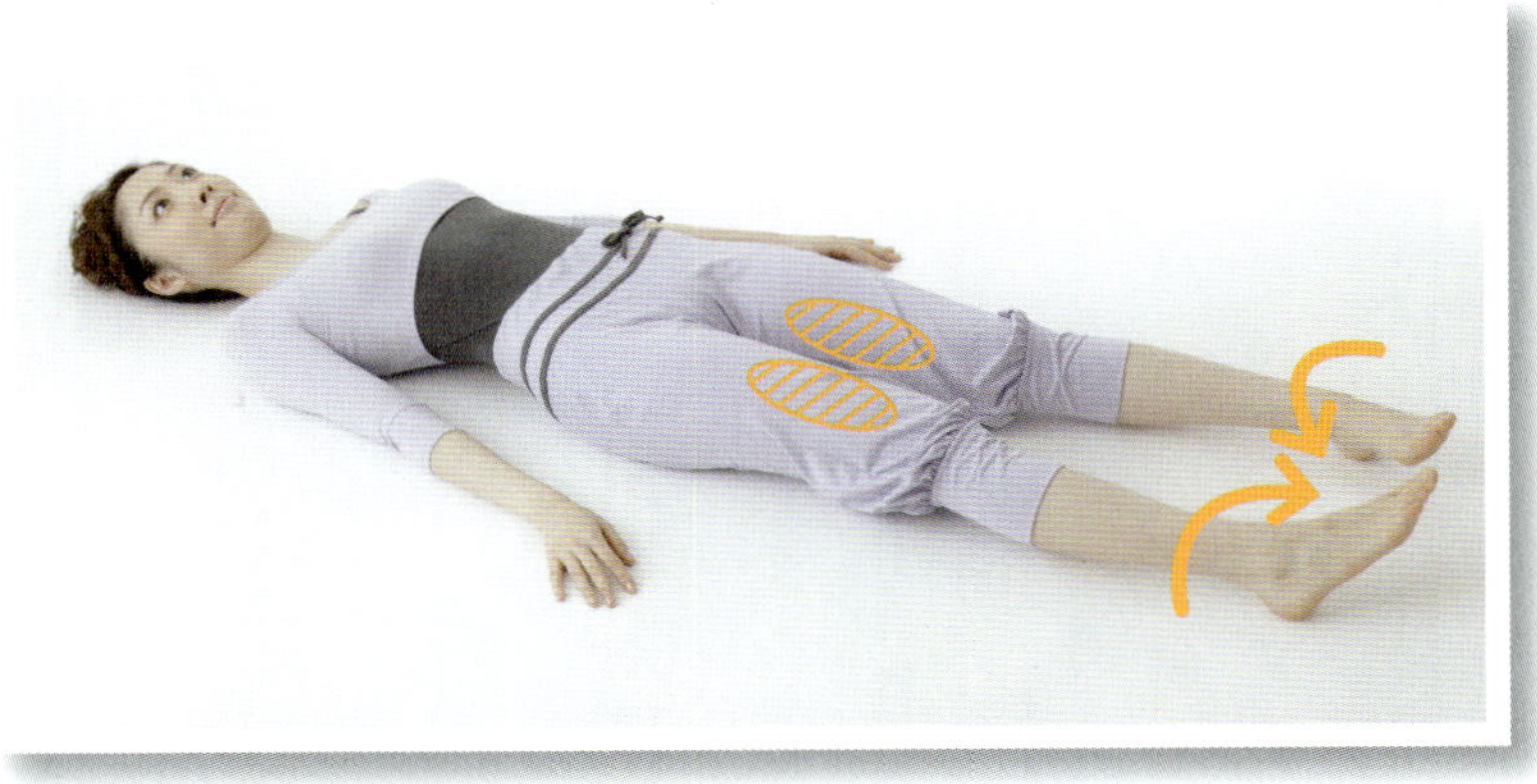

TYPE4 **下腹ぽっこり**　主に鍛える部位はここ!!

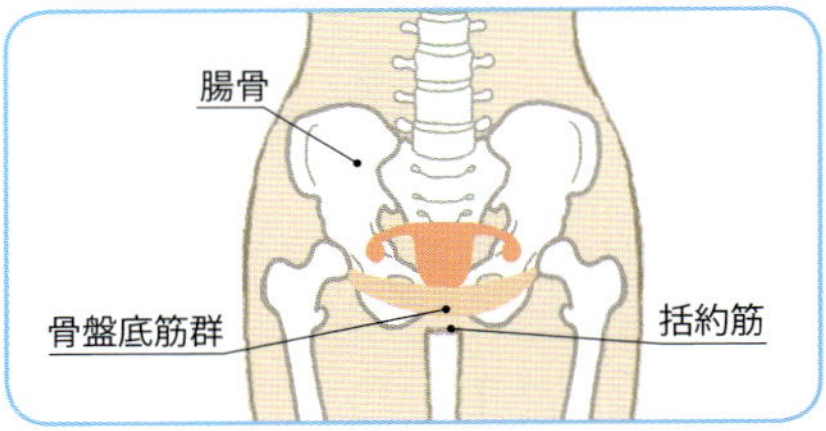
腸骨
骨盤底筋群
括約筋

動かしている骨格	骨盤、股関節、足首
動かしている筋肉	腹直筋、括約筋、内転筋、アキレス腱

TYPE4 下腹ぽっこり

ひざ屈伸

1. ベルトを巻く

股関節の周りにベルトを巻き、両足を揃えて背筋を伸ばしてまっすぐに立つ。手は腰に添えて。

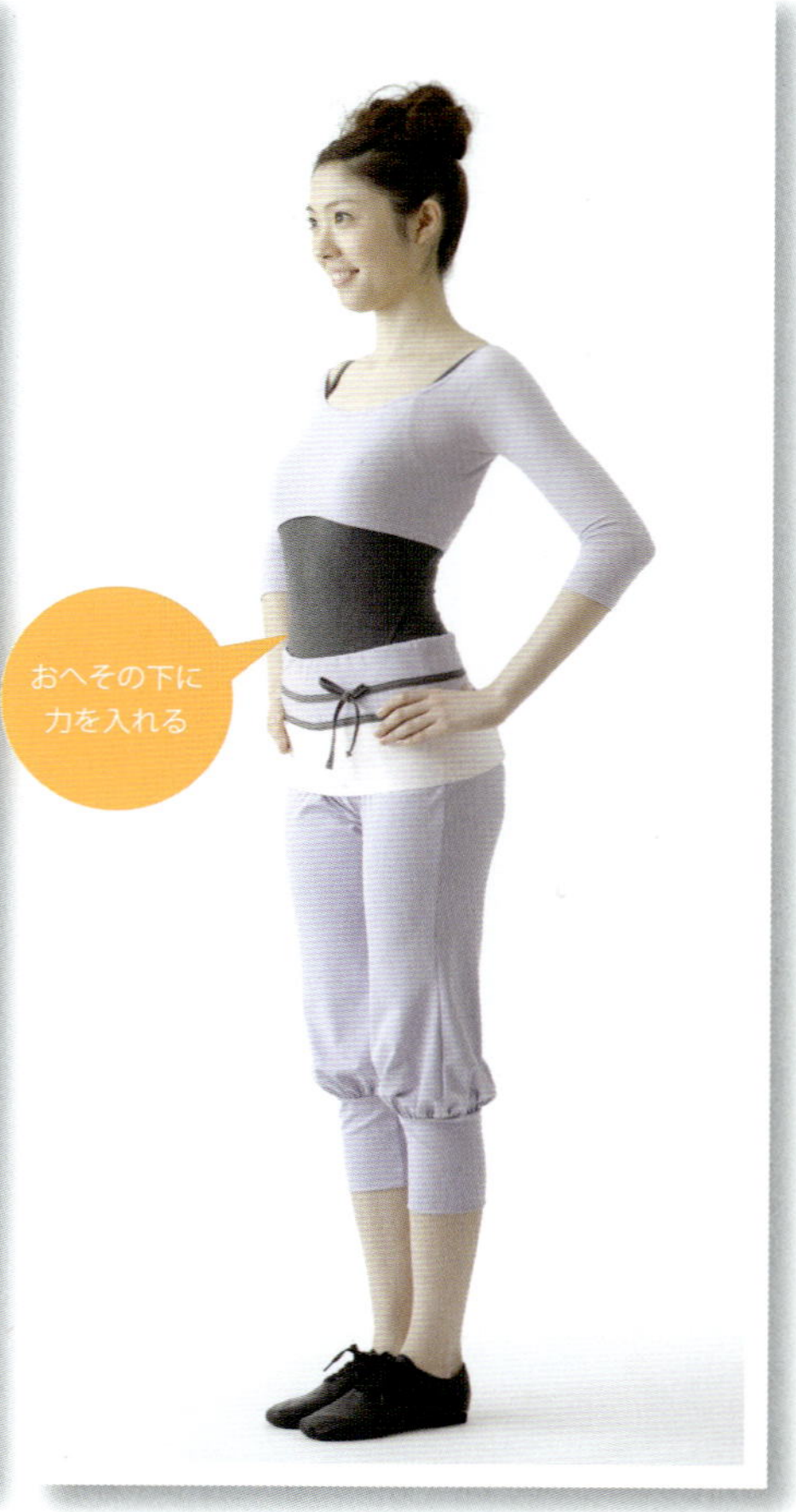

2. ひざを曲げる

ひざを曲げ、10秒キープ。元の位置に戻り、5回繰り返す。

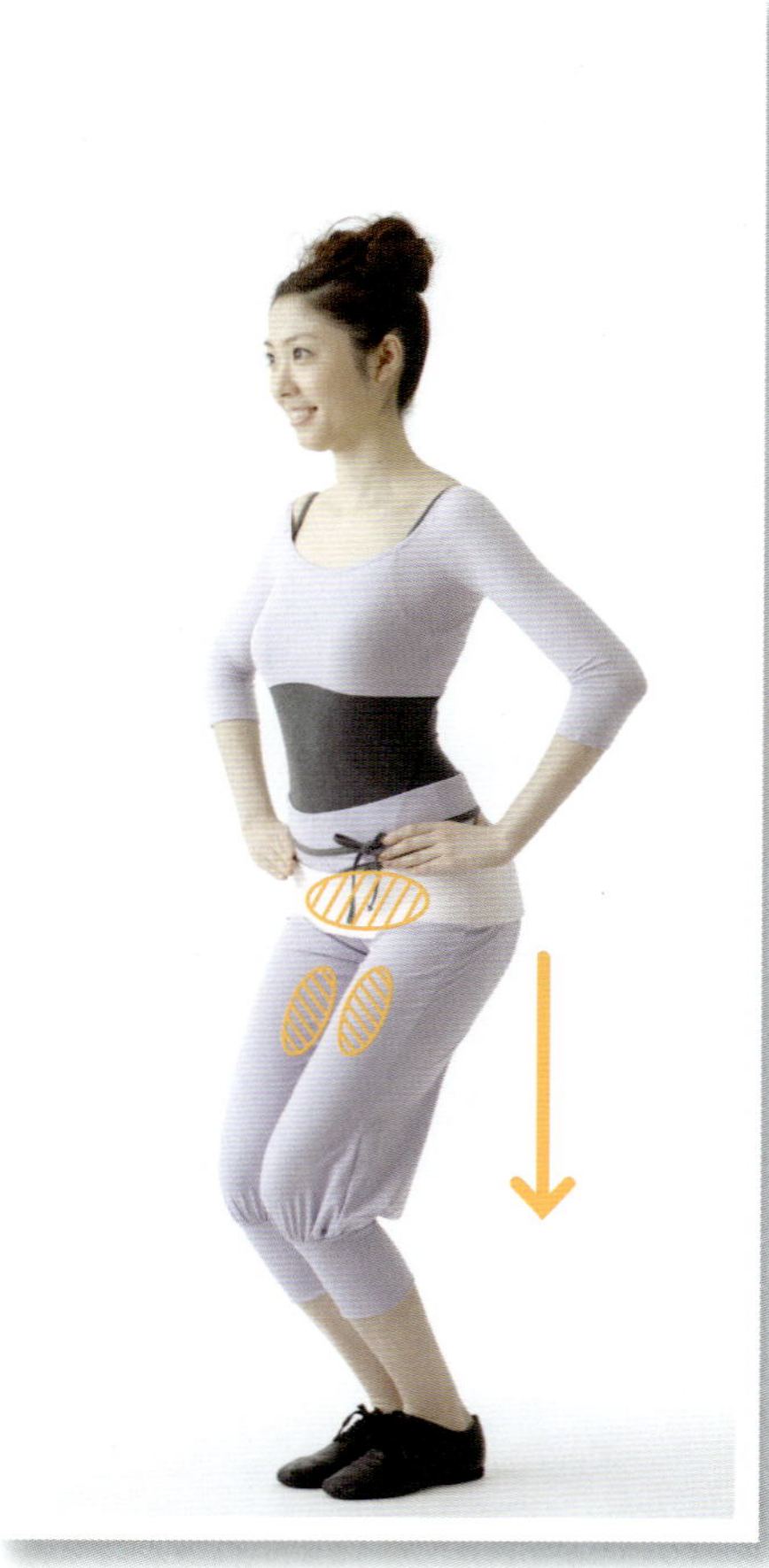

動かしている骨格　膝関節、股関節
動かしている筋肉　大腿四頭筋、内転筋、骨盤底筋群、活約筋

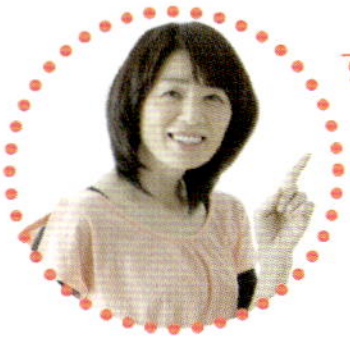

すらりとした美脚も
目指せるので、頑張って！

足上げ

1. 横向きになって足をアップする

横向きになり、両手を床について上半身を支え、上側の足をゆっくりアップ。
元の位置に戻して10回繰り返す。

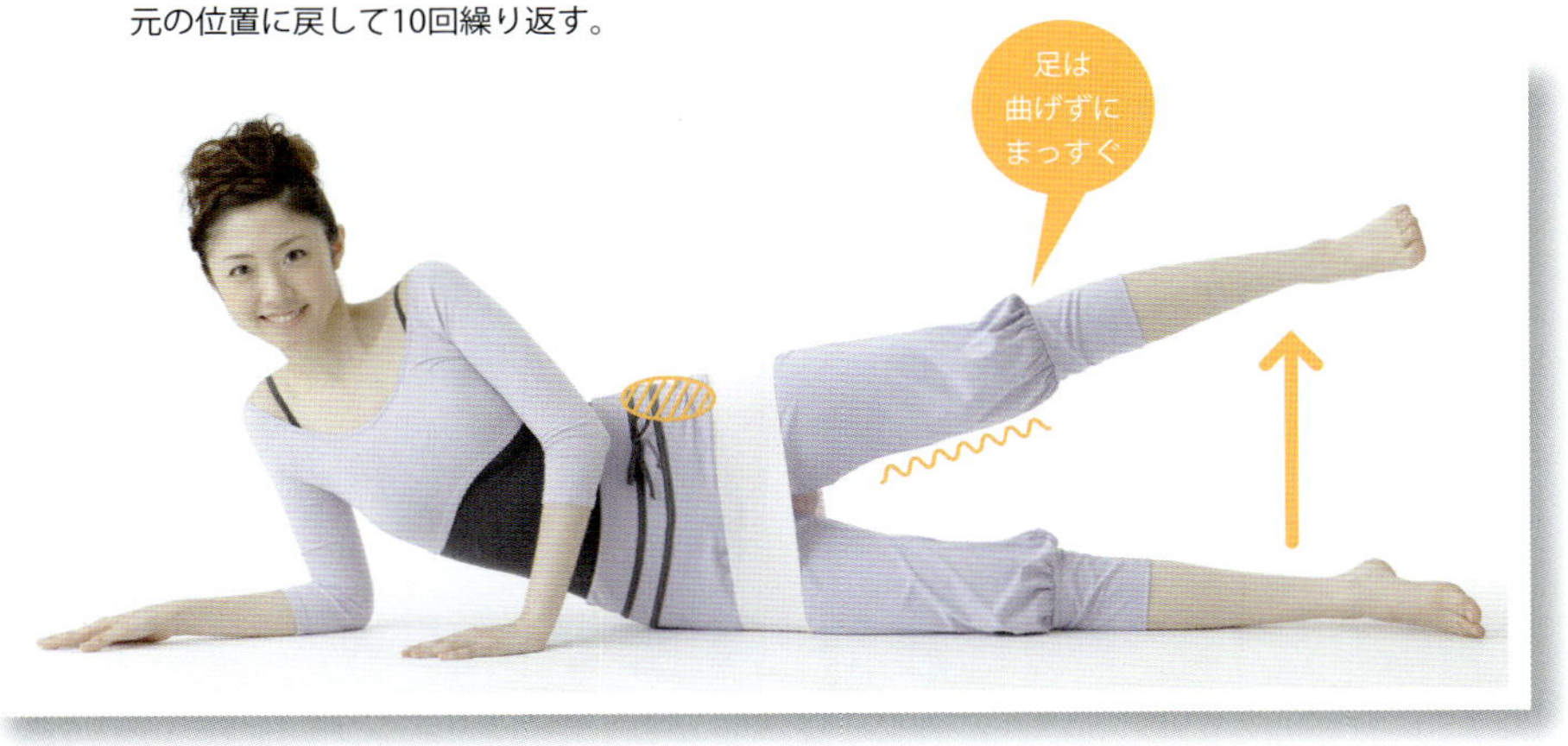

2. 足を後ろに反らす

今度は上側の足を後ろに反らして、ゆっくりアップ。元の位置に戻して10回繰り返す。

反対側の足も同様に１～２を行う。

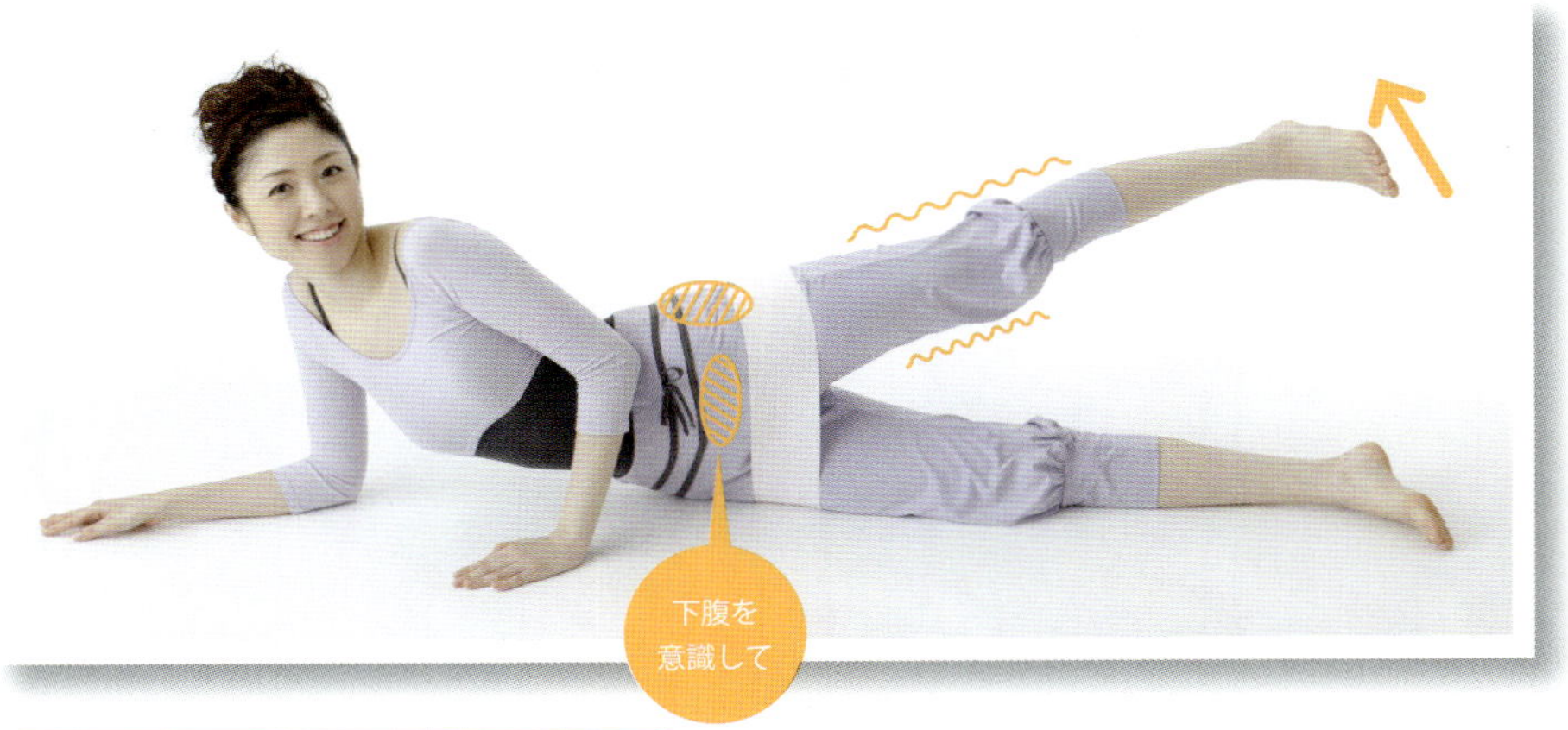

動かしている骨格	骨盤、股関節
動かしている筋肉	大殿筋、大腰筋、大腿二頭筋

すべてのタイプの人へ
最後に行うエクササイズ

骨盤のゆがみを解消し、リラクゼーション効果もあるエクササイズを
仕上げに行ってください。

ひざを抱える

おなかやせ、便秘、冷え性、
ヒップアップにも効果あり！

1. 両足を抱える

あお向けのまま両ひざを揃えて立て、息を吸いながら、
両手で胸に引きつける。息を吐きながら、10 〜 20秒程度キープ。

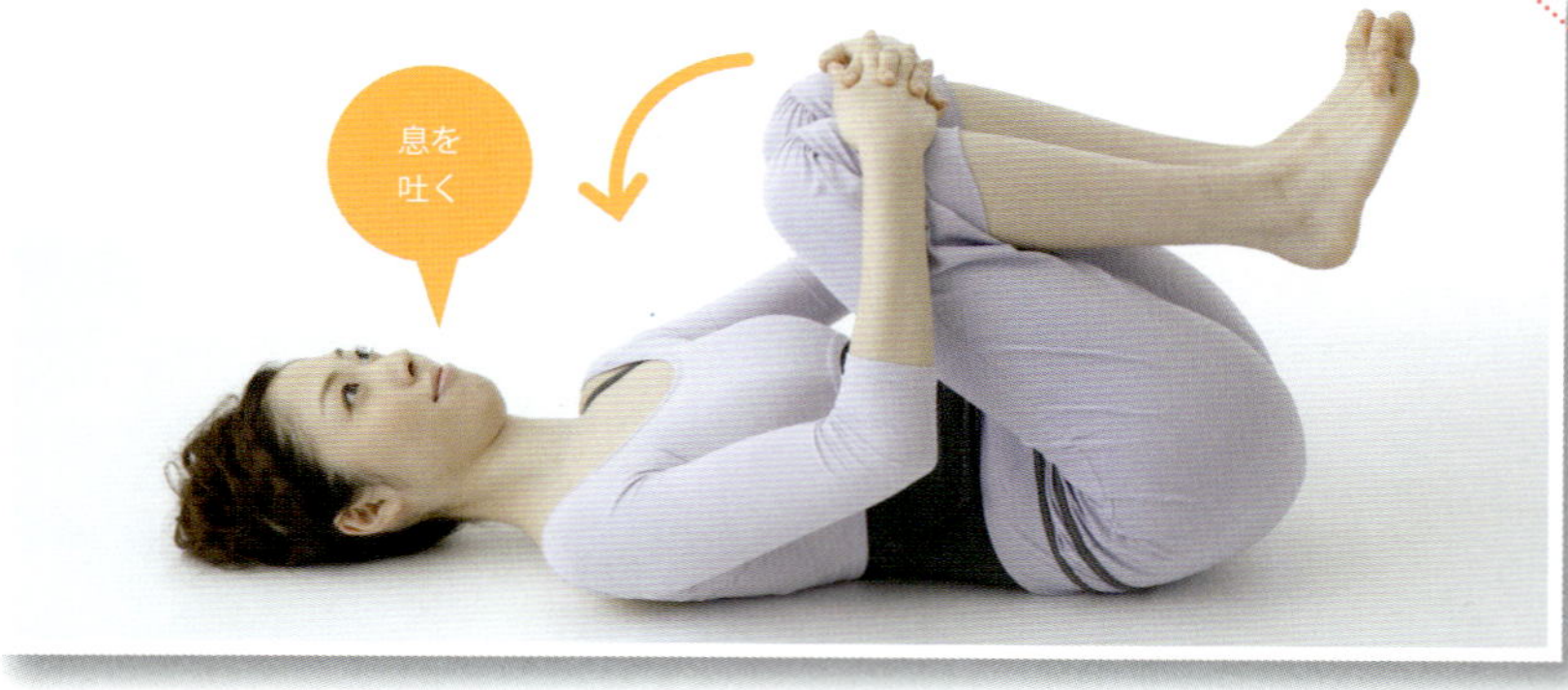

2. 足を伸ばす

ゆっくりと足を伸ばし、リラックス。

このまま寝てしまってもOK！

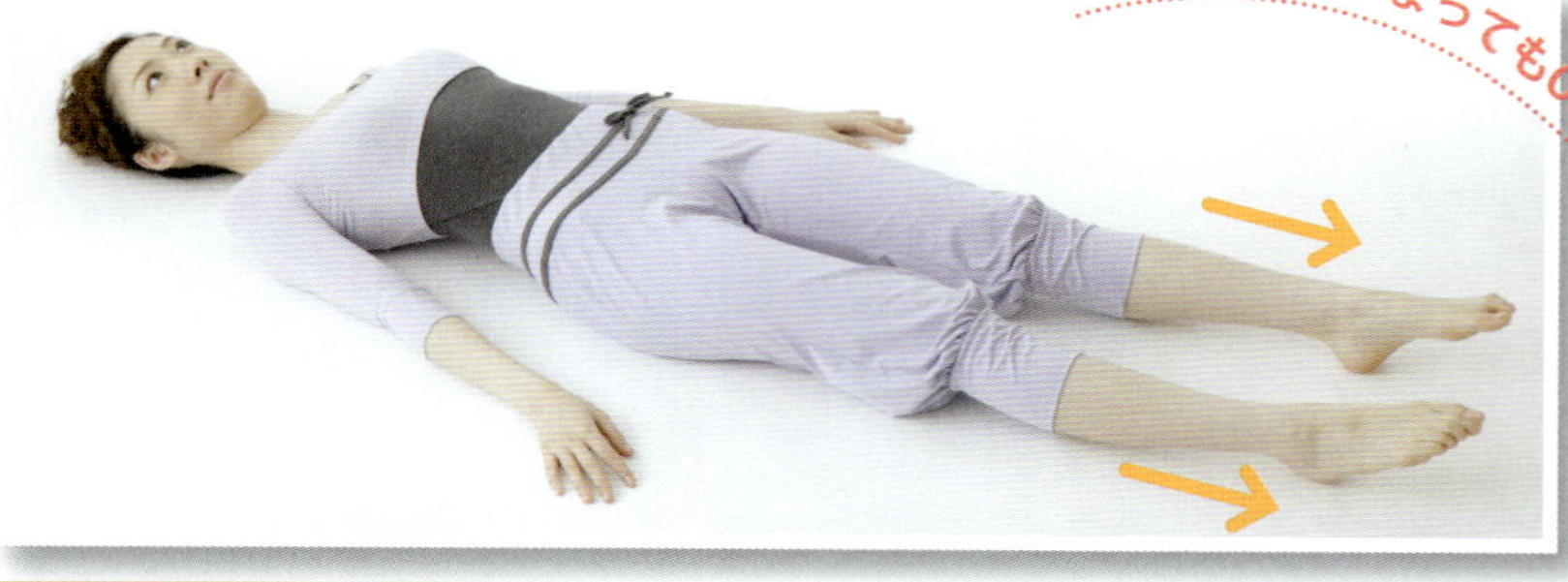

動かしている骨格　骨盤、脊椎、股関節、ひざ
動かしている筋肉　大腰筋、大殿筋、大腿四頭筋

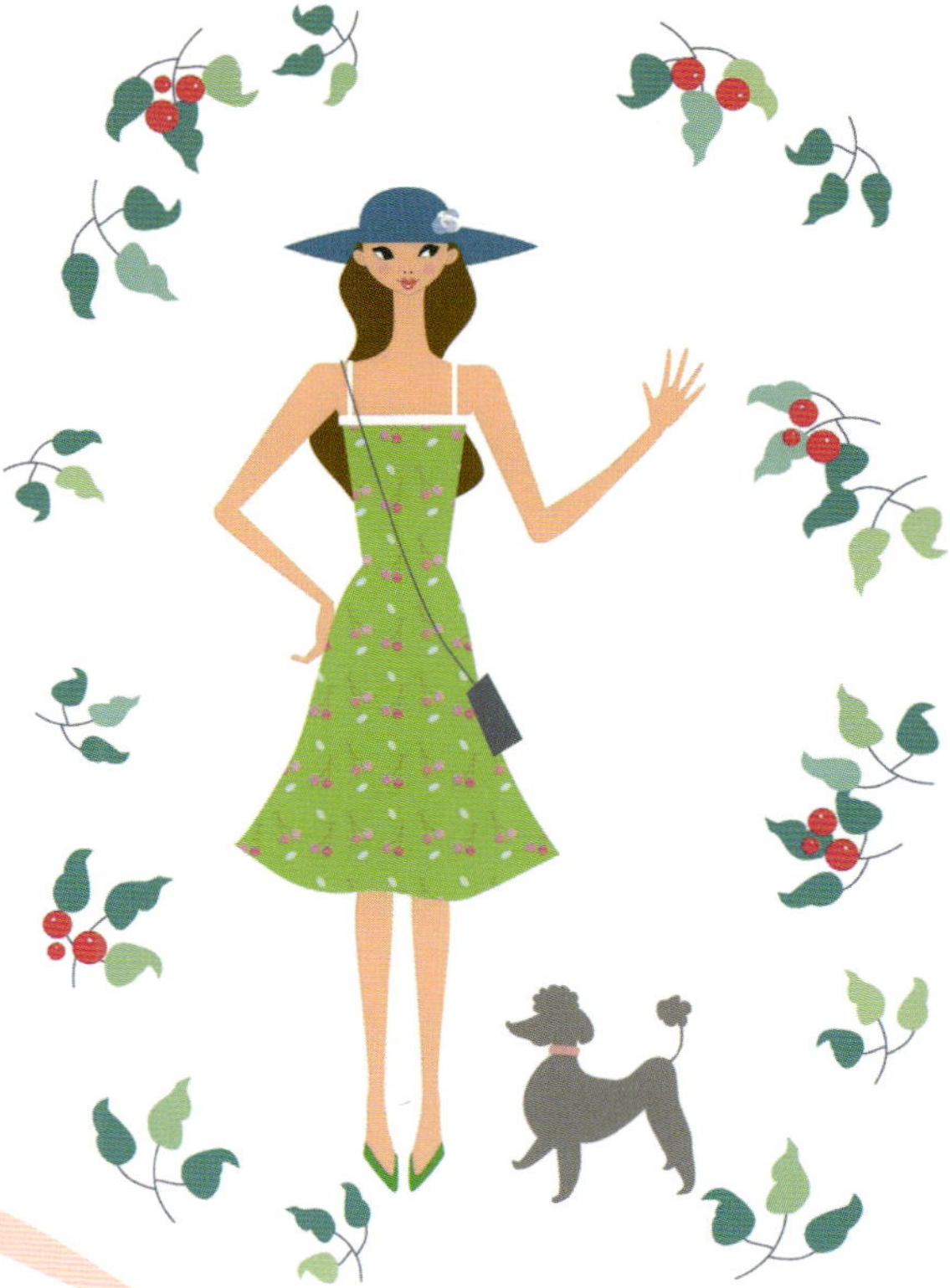

第3章

美腰ベルトで部分別エクササイズ！

ヒップアップ&美脚

ベルトはおなかやせだけではなく、
ヒップアップや足やせのエクササイズにも効果があります。
ベルトを使って下半身をすっきりさせましょう。

EXERCISE1 ヒップアップ

ヒップラインと太ももの境目がわからない…という体型の人も少なくありません。お尻と太ももの裏側の筋肉を鍛えることで、ヒップアップ&形のいい小尻を目指しましょう。

お尻を振る

1. お尻を右に振る

ベルトを股関節のあたりに巻く。足を肩幅程度に開いて立ち、手は腰に。お尻を突き出して前かがみになり、お尻を右に振る。壁に手をつけて行ってもOK。

2. お尻を左に振る

次にお尻を左側に振る。左右交互に10回繰り返す。

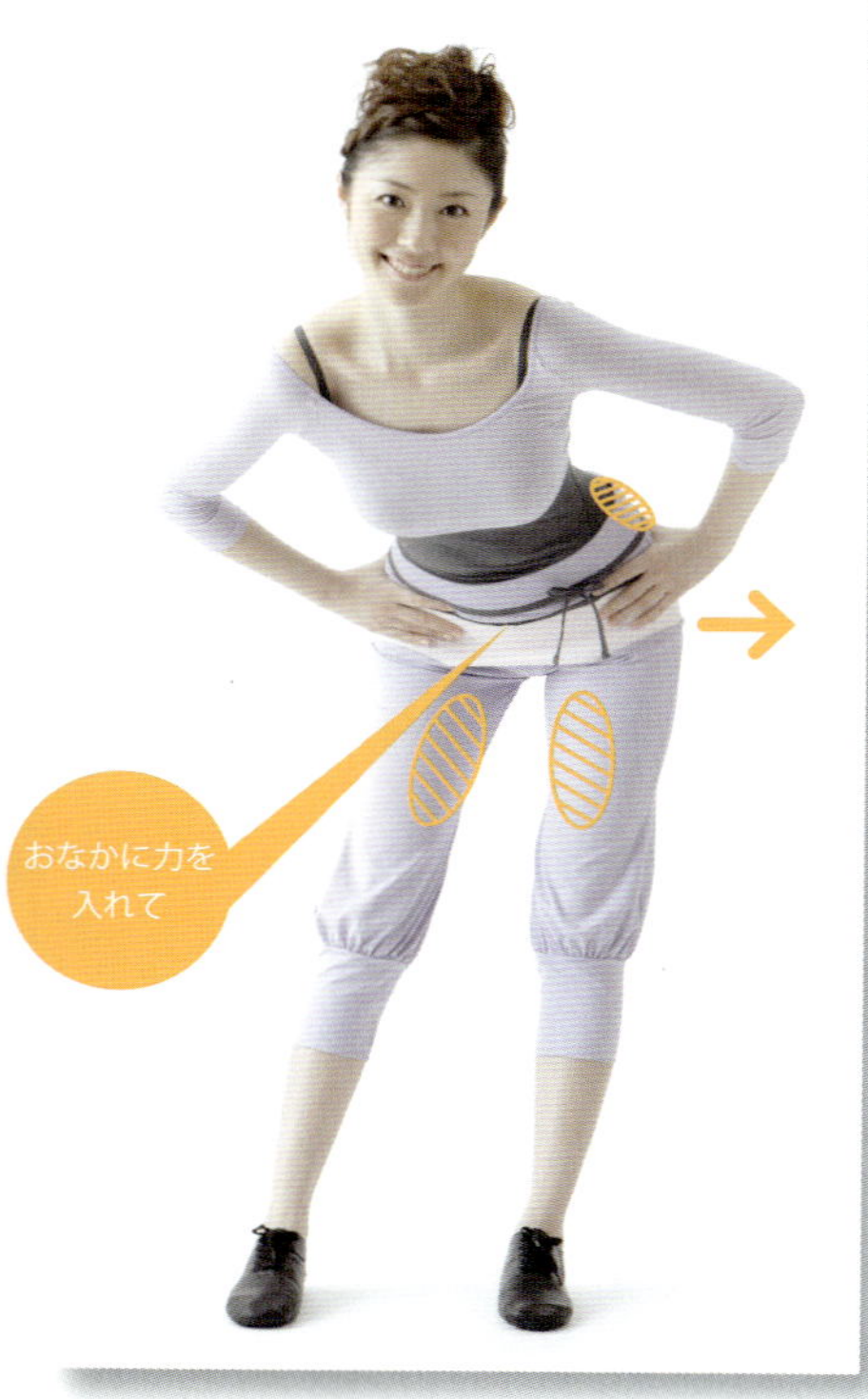
おなかに力を入れて

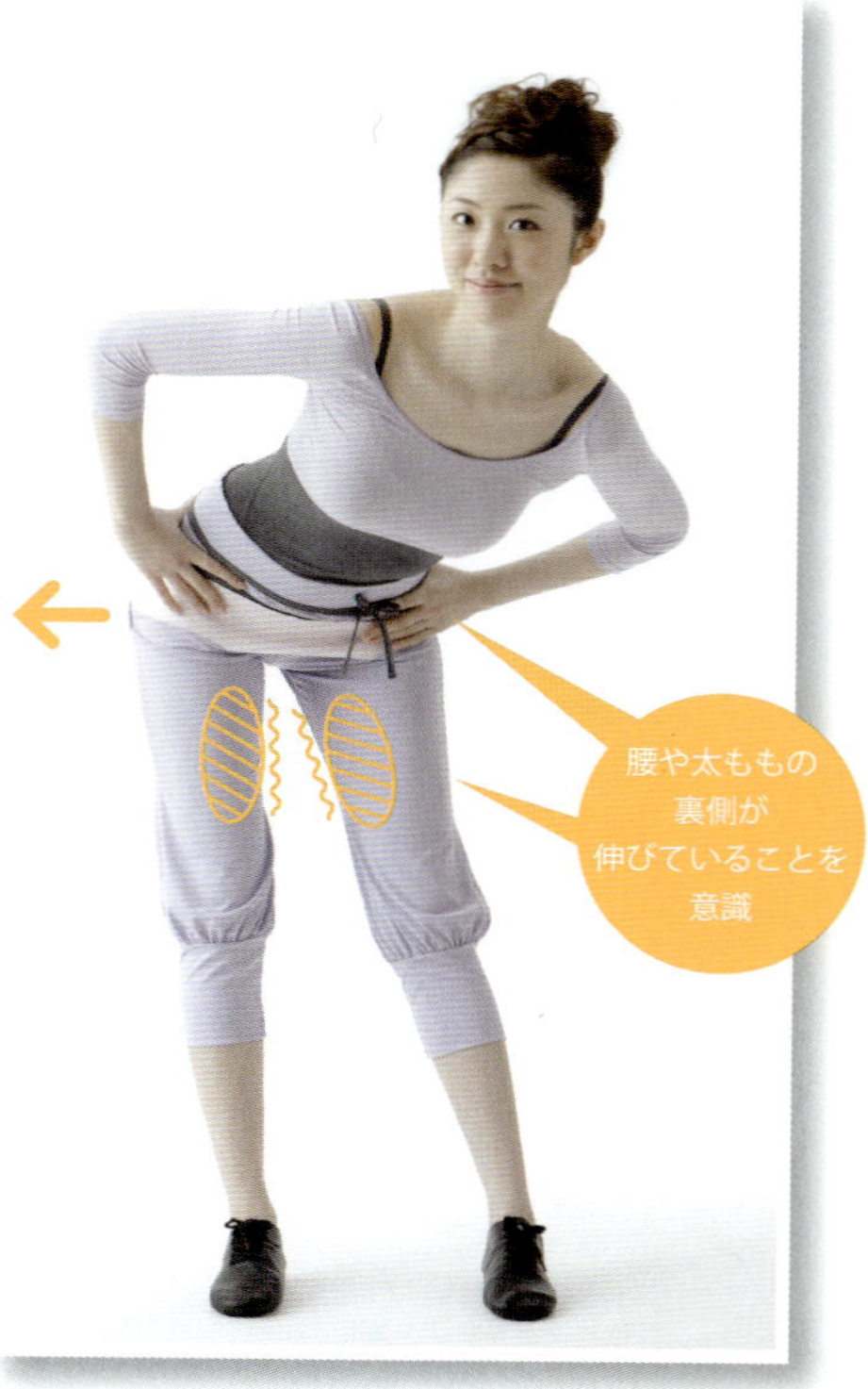
腰や太ももの裏側が伸びていることを意識

動かしている骨格　骨盤、股関節、肩甲骨
動かしている筋肉　外腹斜筋、大殿筋、内転筋、骨盤底筋群

クロス歩き

1. 左足を一歩出す

足を揃えて立ち、手は腰に添える。左足をクロスし、お尻を突き出すようにして、上半身をゆっくり前傾させる。

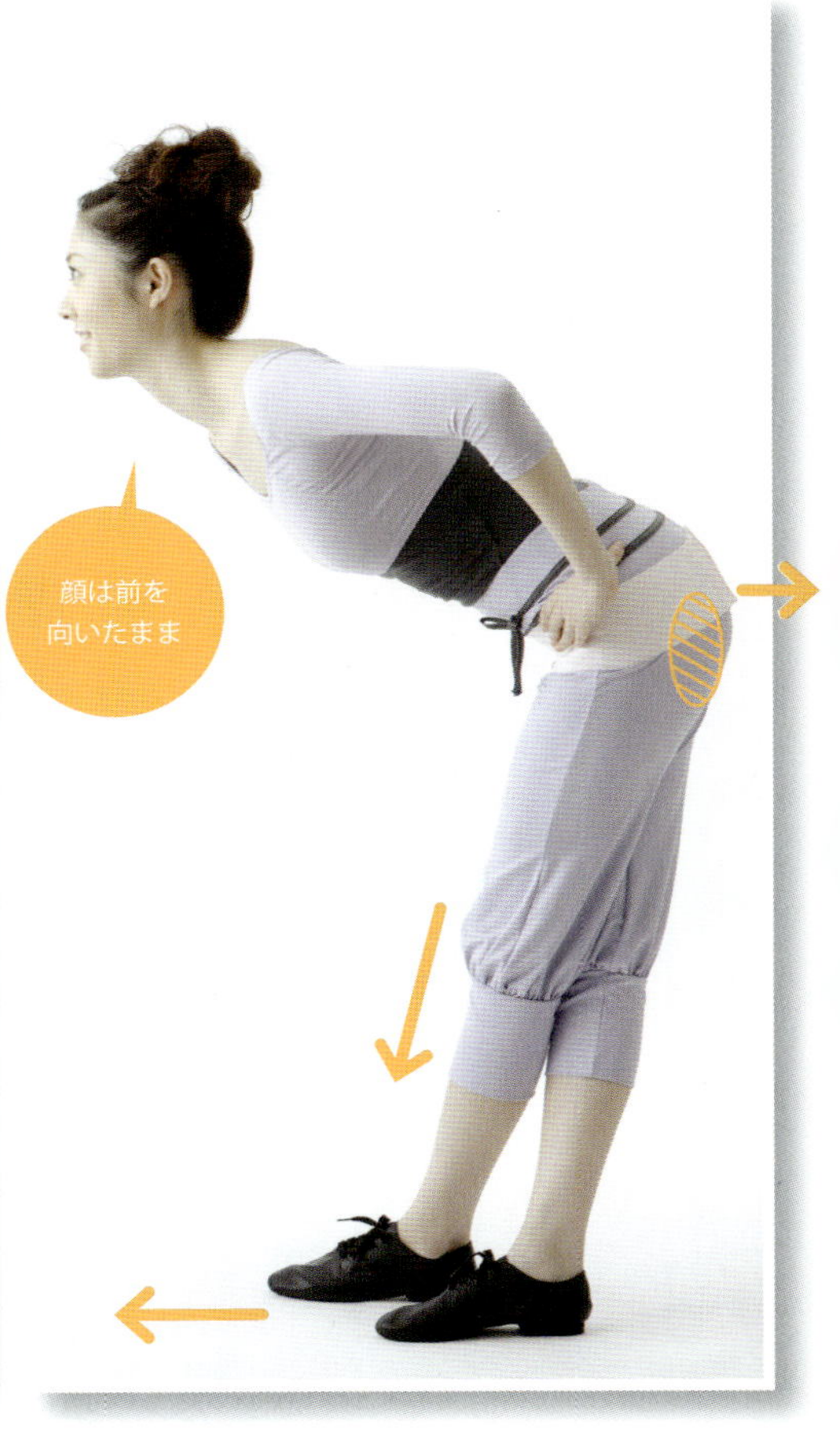
顔は前を
向いたまま

2. 右足を一歩出す

上半身をゆっくり起こし、今度は右足をクロスする。お尻を突き出すようにして、上半身をゆっくり前傾させる。

１～２を3回繰り返し、前に歩いていく。

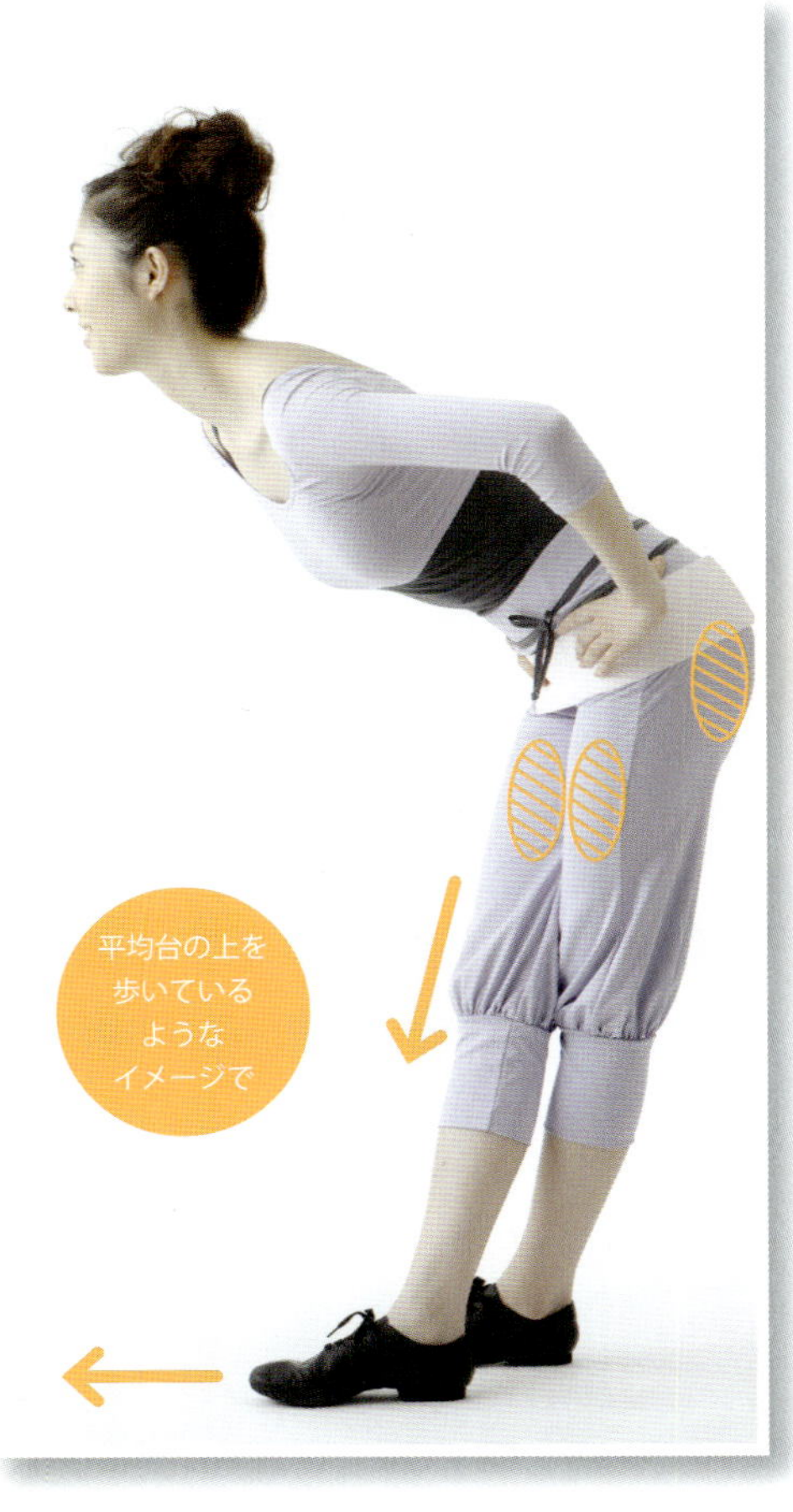
平均台の上を
歩いている
ような
イメージで

動かしている骨格　骨盤、股関節、脊椎
動かしている筋肉　大殿筋、内転筋

お尻引き上げ

1. お尻と足を引き上げる

背筋を伸ばして立ち、手は腰に添える。右足のひざを曲げたら、つま先で床を押しながら、右のわき腹を縮めるようにして、お尻をぐっと持ち上げる。

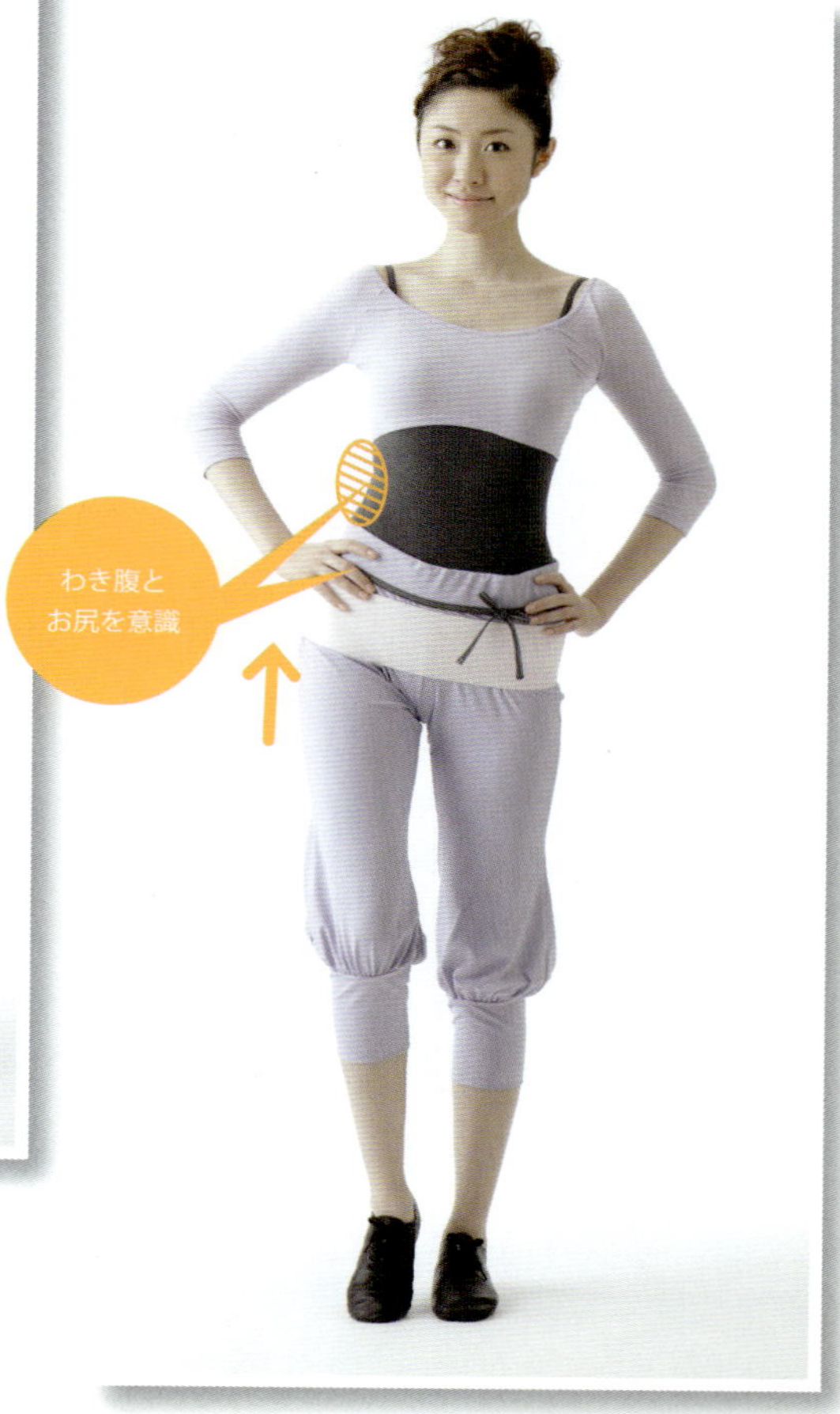

2. 反対側も同様に

元に戻して、反対の足も同様に引き上げる。左右それぞれ3回行う。

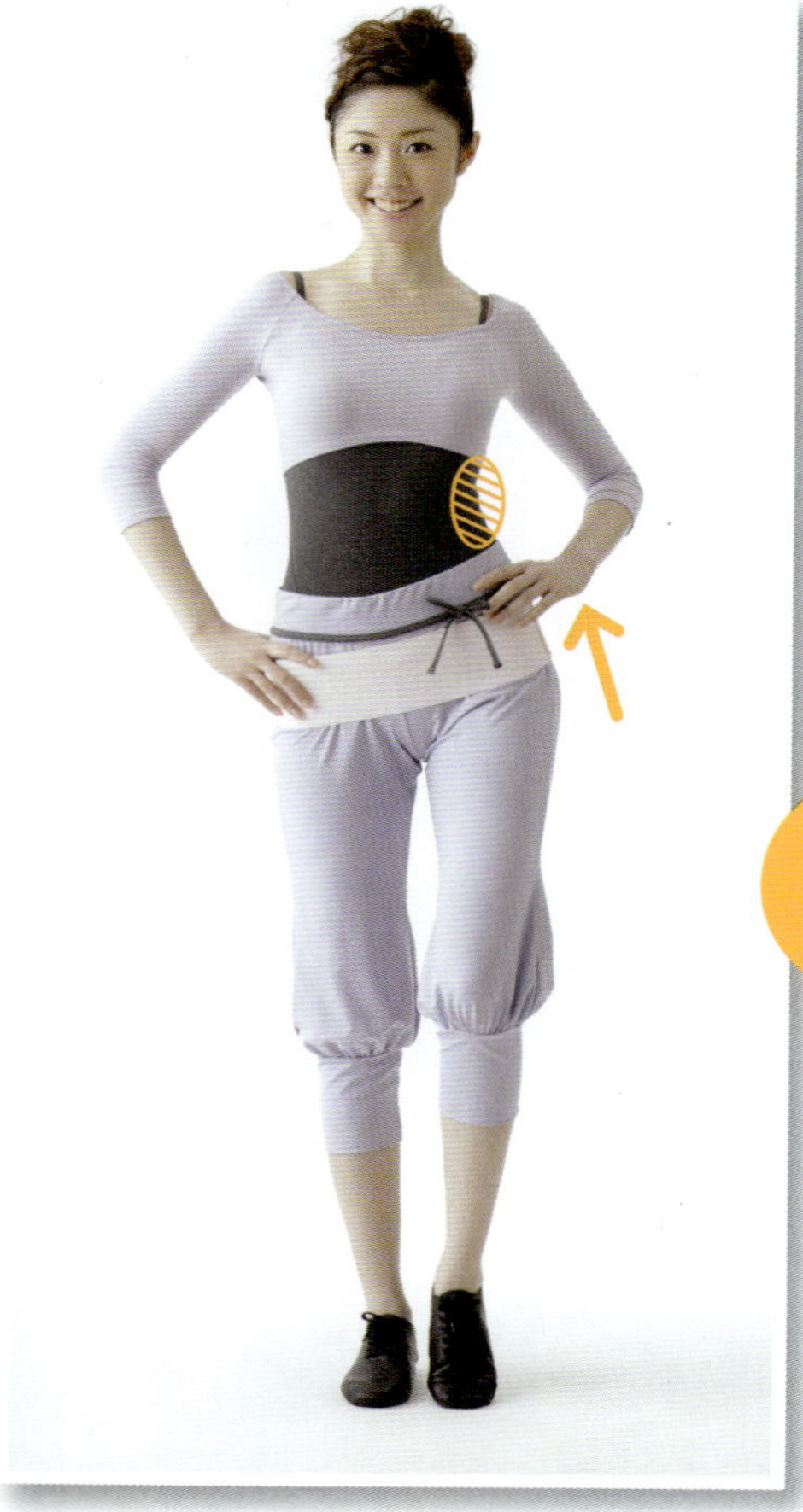

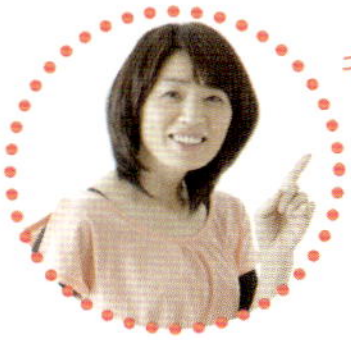

キュッと上がった小尻を
つくりましょう！

3. ひざを内側に入れて引き上げる

今度は、右足のひざを内側に入れながら、お尻をぐっと持ち上げる。

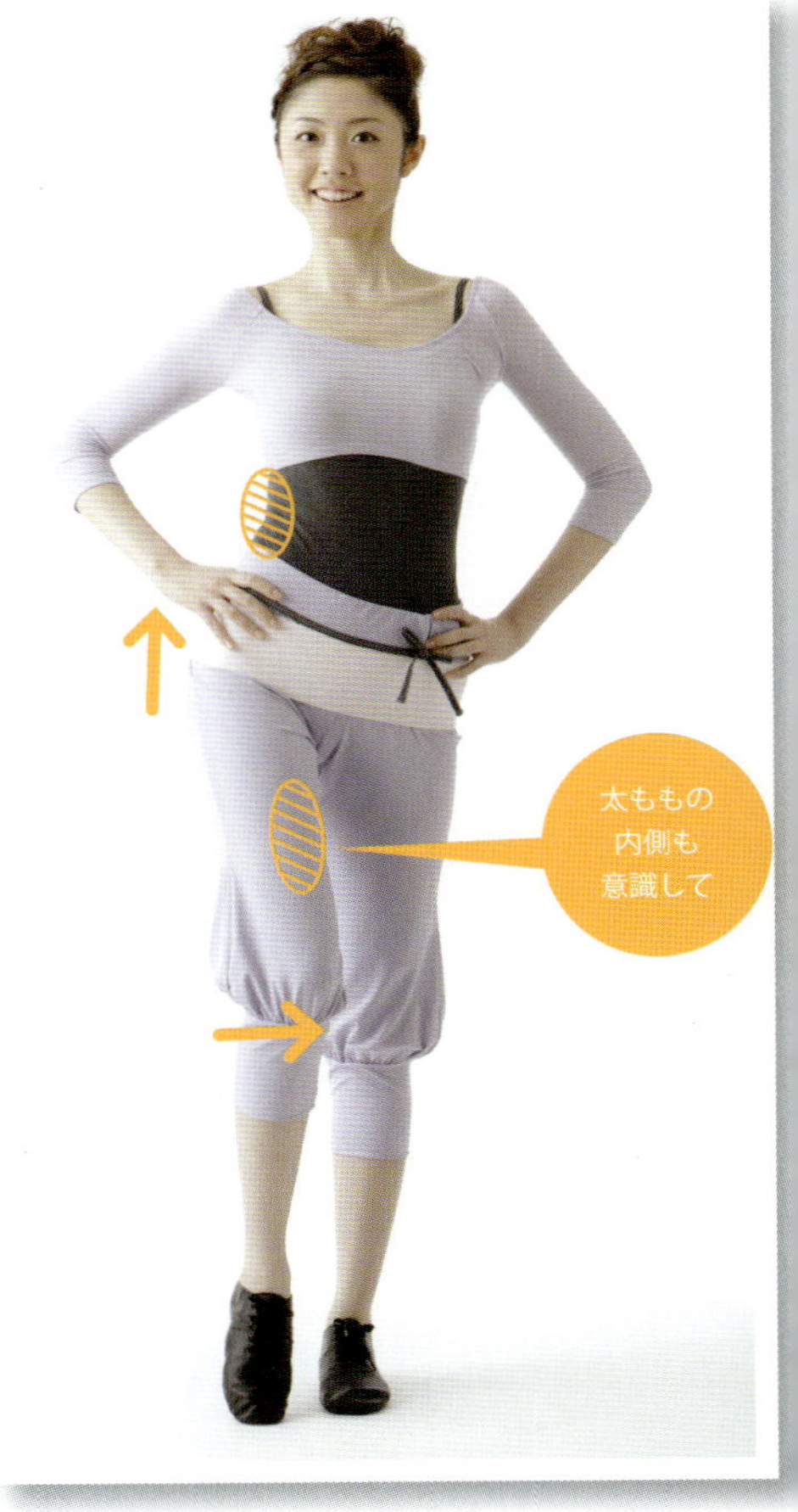

4. 反対側も同様に

元に戻して、反対の足も同様に引き上げる。左右それぞれ3回行う。

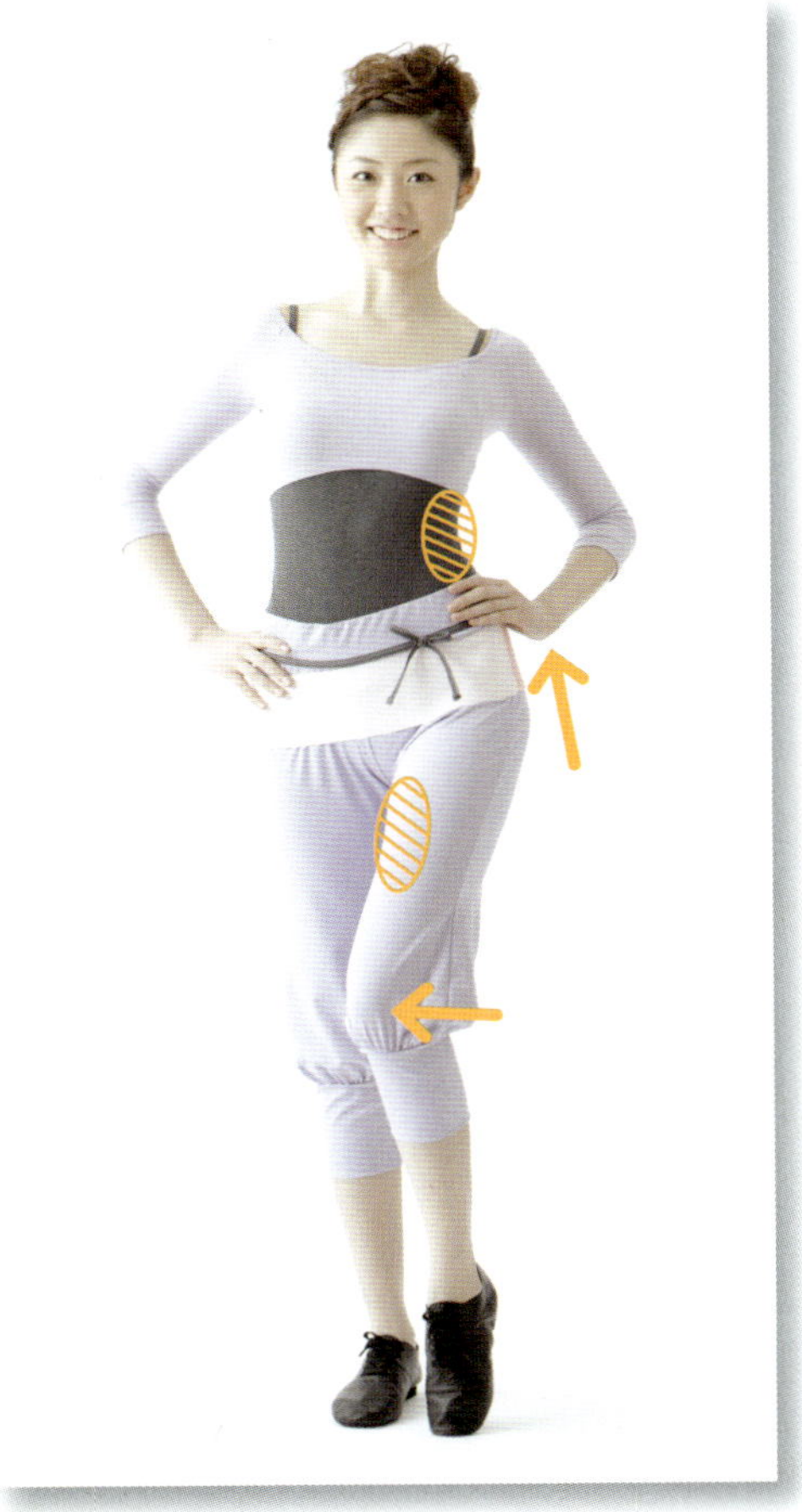

動かしている骨格	骨盤、股関節
動かしている筋肉	外腹斜筋、大腰筋、内転筋

EXERCISE2 美脚

足をまっすぐ伸ばすことで、下半身のゆがみを調整し、太もも、ふくらはぎ、足首を引き締めます。ひざを開くことでO脚やX脚の矯正にも効果的に。

足を伸ばす

1. 右足を伸ばす

ベルトを股関節の下あたりに巻く。足を揃えて立ち、右足をまっすぐ伸ばしていく。つま先はついたまま、かかとは上がっている状態で10秒キープ。

2. 左足を伸ばす

反対の足も同様に行う。
左右5回繰り返す。

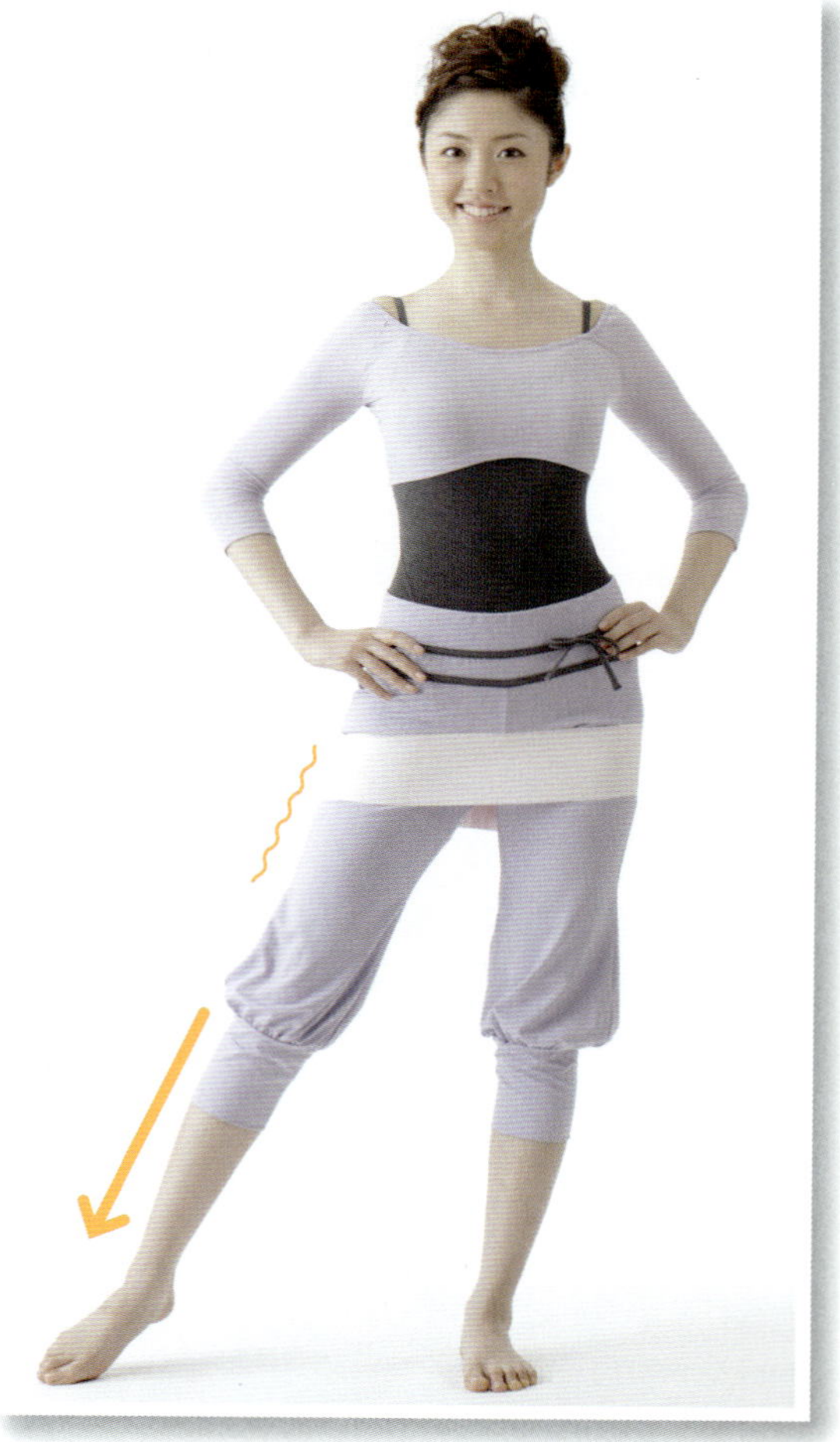

動かしている骨格　骨盤、股関節
動かしている筋肉　内転筋、大腰筋、大腿二頭筋、腓腹筋

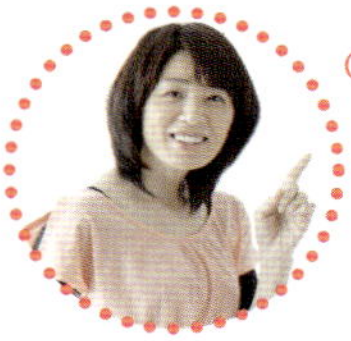

O脚やX脚で悩んでいる人は
ぜひやってみてね

ひざを回す

1. ひざをつけ、内から外に回す

足を肩幅程度に開き、やや腰を落とす。体重を前のほうに移動しながら、両ひざをくっつけ、ひざを内側から外側に半円を描くように回す。4～5回繰り返す。

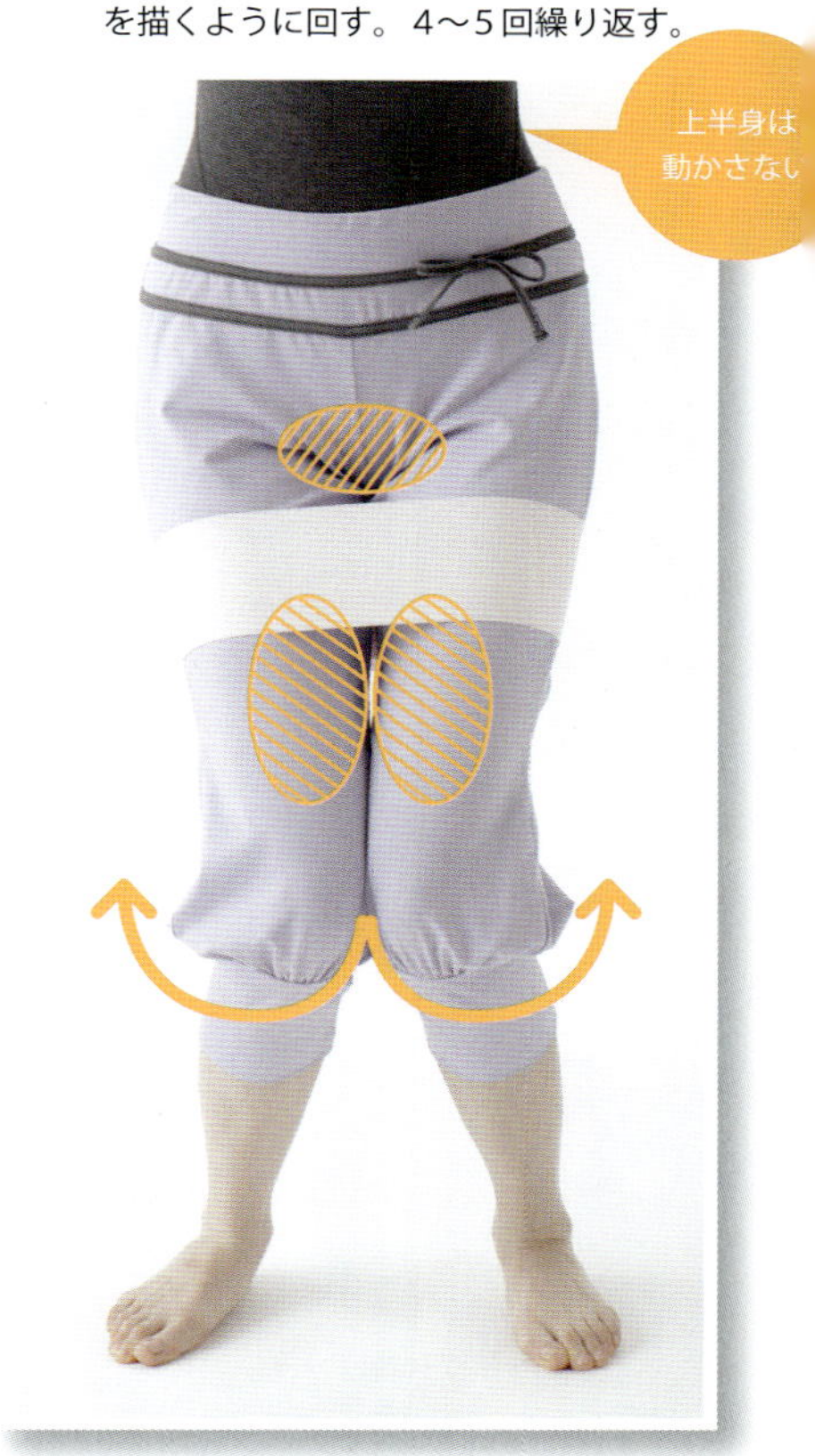

2. ひざを外から内に回す

今度は外側から内側に半円を描くように回す。内側にきたとき、両ひざをくっつける。4～5回繰り返す。

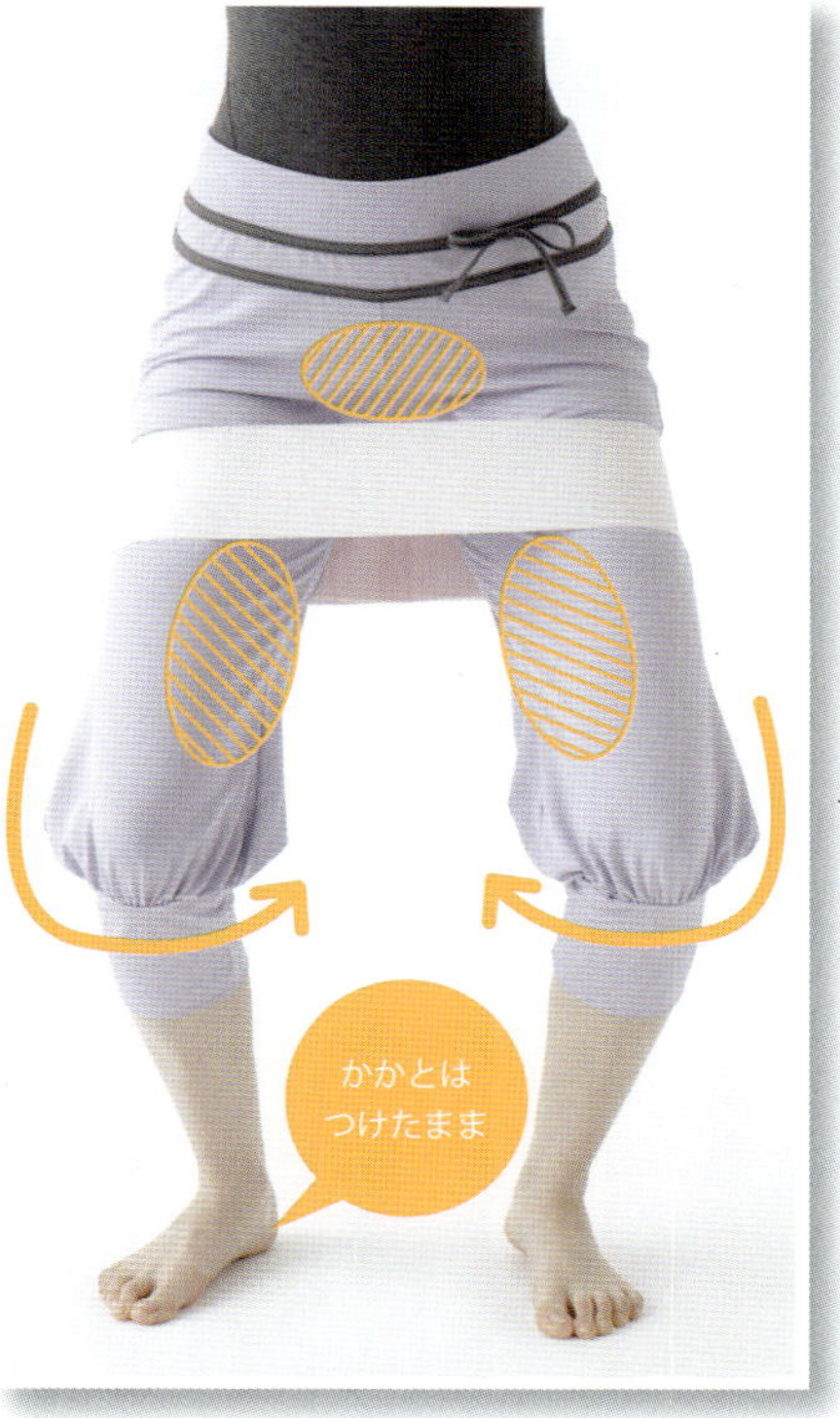

動かしている骨格	骨盤、股関節、ひざ、足首
動かしている筋肉	括約筋、骨盤底筋、内転筋、大腿二頭筋

EXERCISE2 美脚

内ももに力を入れる

ひざにクッションをはさんで、落ちないように足でグッと押す感じで、まっすぐに立つ。10秒間キープ。

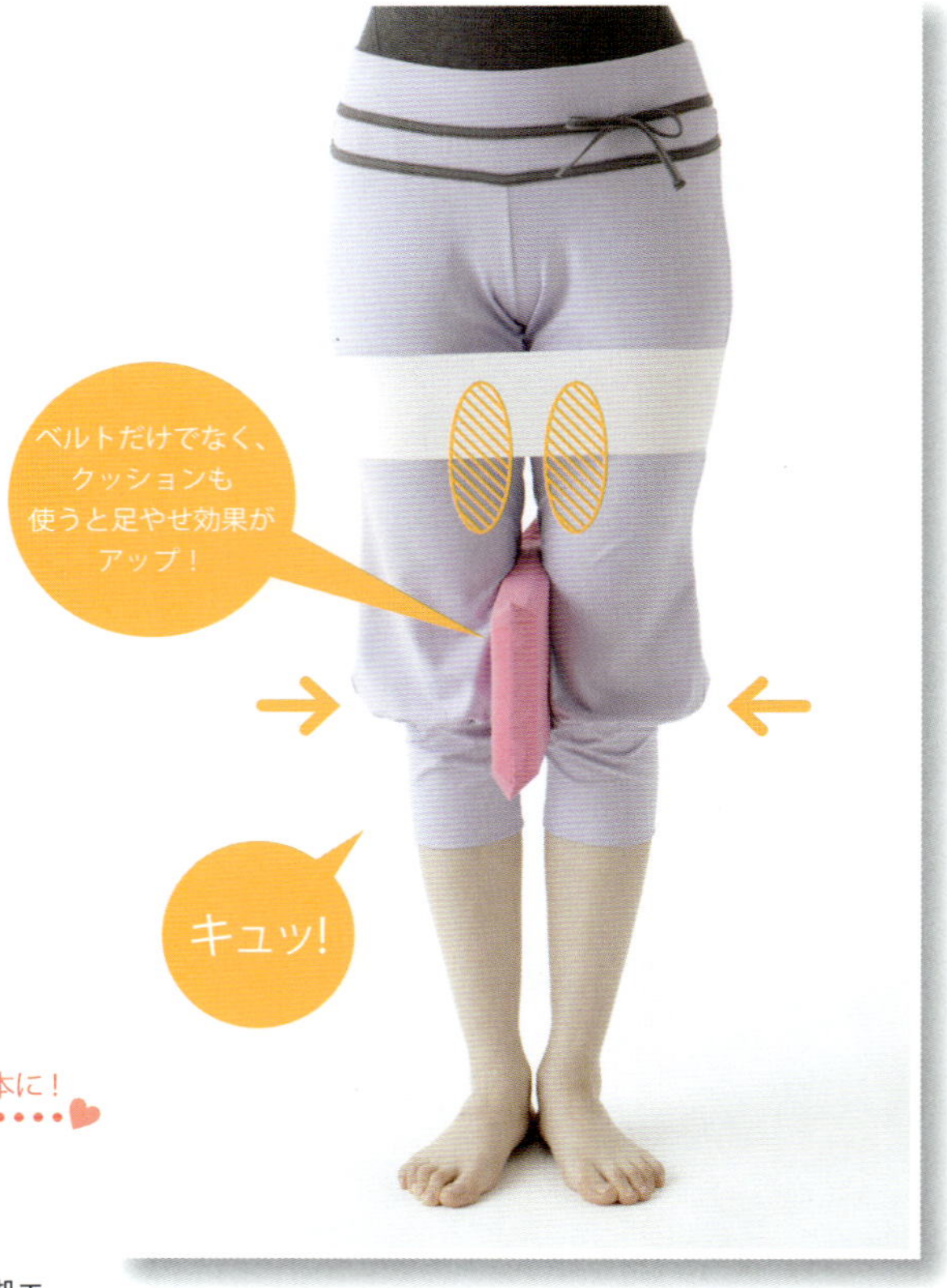
ベルトだけでなく、クッションも使うと足やせ効果がアップ！
キュッ！

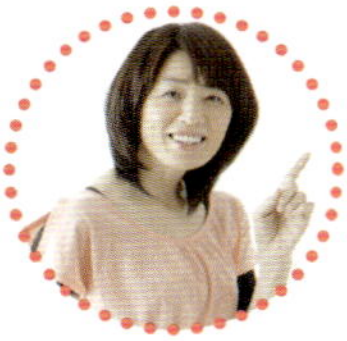
クッションは姉妹本に！

クッションが付録についた美脚エクササイズを紹介する単行本は、ビジネス社より近日（2010年6月下旬予定）発売です。

動かしている骨格	骨盤、股関節、ひざ、足首
動かしている筋肉	括約筋、骨盤底筋、内転筋、大腿二頭筋

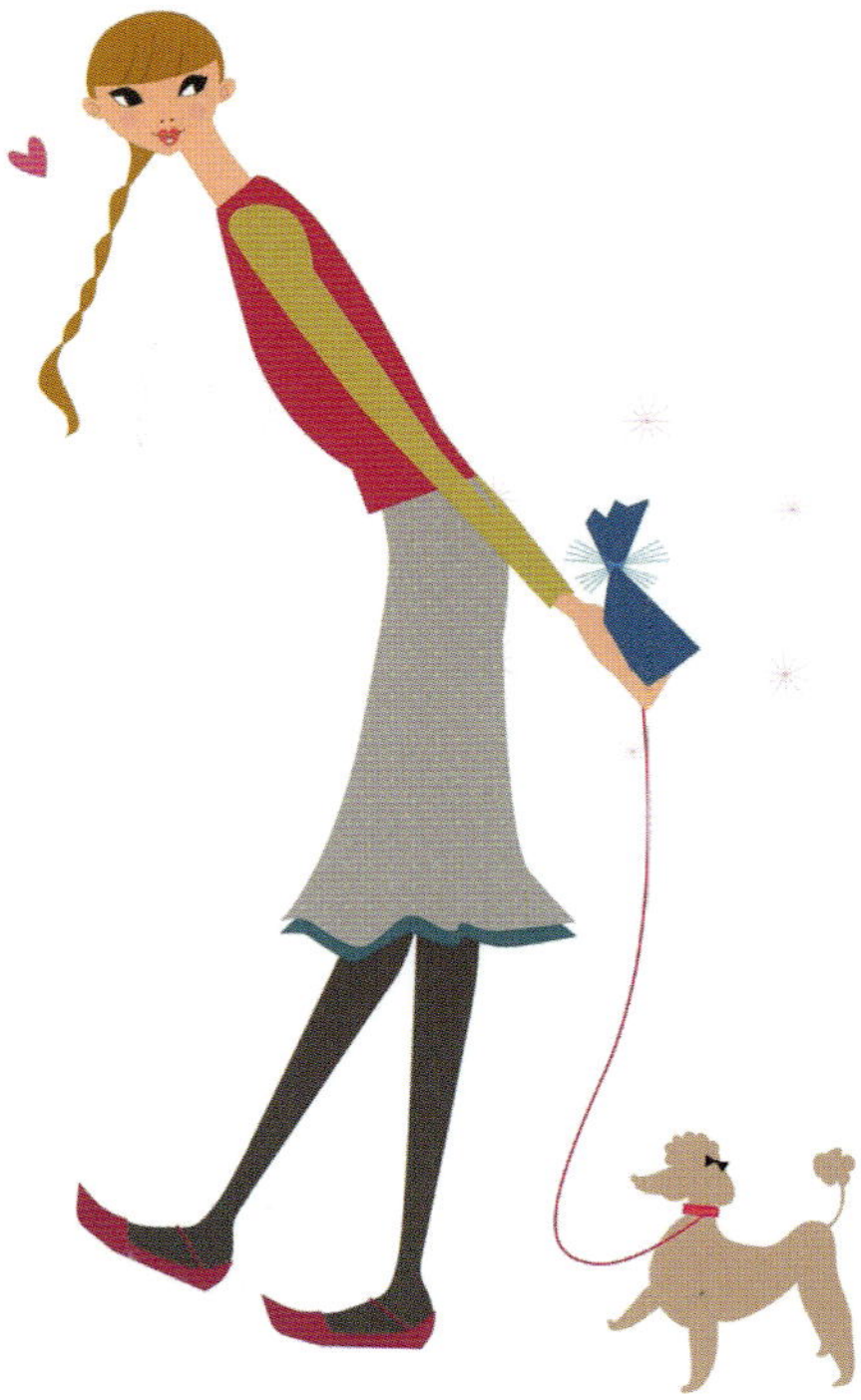

第4章

美腰ベルトでおなかやせ！ハッピー体験談

ベルトを使ったエクササイズでウエストにくびれがよみがえった方やおなか周りがスッキリした方の体験談をご紹介します。

Speak from Experience

体験談 1

産後太りと腰痛が解消！洋服のサイズは11号から7号へダウン

加藤千里さん（38歳・パート勤務）

私がＳＨＩＮＯ先生のことを知ったのは3年ほど前です。テレビでエクササイズをしていた先生の細いウエストに驚き、さっそく本を購入して美腰エクササイズを始めました。

その頃は、産後太りから体重が戻らず、出産前の7〜9号の服が着られなくなっていました。また持病だった腰痛がひどくなり、尿もれや便秘にも悩まされていたんです。

本を見ながら美腰エクササイズを毎日続けていると、まず便通がよくなって、3〜4日に一度だったお通じが、毎朝あるようになりました。

さらに1カ月ほど経つと、ウエストのラインが変わってきたのがわかったんです。効果の高さがうれしくなり、熱心にエクササイズを行っていると、食事制限をすることなく、いつのまにか体重は２kgダウン。気づいたら、つらかった腰痛や尿もれもなくなっていました。

これまでは自己流で美腰エクササイズを行ってきましたが、実際にＳＨＩＮＯ先生の教室で教えてもらうと、もっと効果があるのでは…と思うようになり、昨秋からは１カ月に２回、教室に通っています。

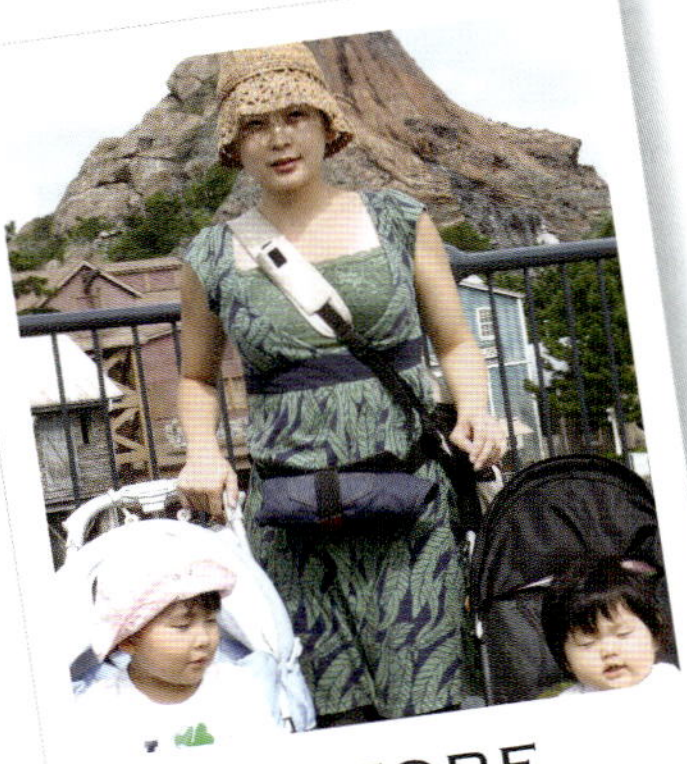

BEFORE

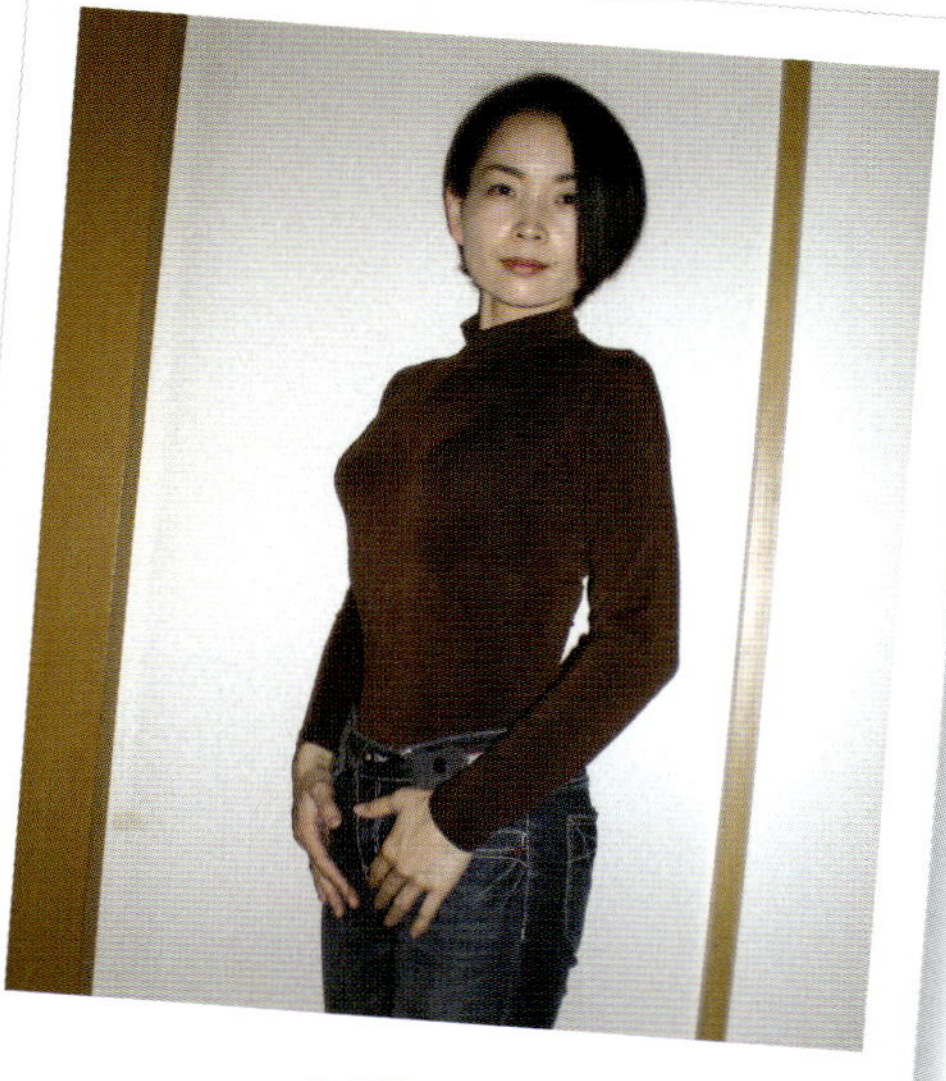

AFTER

すると体重がまた2kg落ちて、11号サイズだった洋服は7号サイズに。お尻も持ち上がって、ヒップと太ももの境い目がはっきりわかるようになりました。骨盤のゆがみが整って、インナーマッスルが鍛えられているせいか、疲れにくくなったのもうれしい効果です。

教室ではベルトを使った腰回しを行っているので、どこを意識して骨盤を回しているのかがよくわかり、力を入れるコツがわかってきました。

家でも腰回しをやったり、あお向けで行うひざ倒しなどをしていますが、夫からは「後ろ姿が全然違う」と言われました。産後、背中にいつのまにかついた贅肉に気づき途方にくれていたのですが、それもいつのまにかすっきりなくなっていたんです。腰回しは腰だけを回しているようでいて、実は体全体を使っているので、背中やせにもとても効果的でした。

おかげさまで、出産前よりもスタイルがよくなったので、この体型をキープできるよう、美腰エクササイズをこれからも続けていきます。

Speak from Experience

体験談

2

ウエストのくびれがよみがえり、便秘や腰痛も改善。体のゆがみが整ったのを実感

水野美香さん（40歳・主婦）

年齢とともに、バストやヒップが下がり、下腹のお肉が気になるようになりましたが、「年をとるとこうなるのはしょうがない」とあきらめかけていました。けれど、テレビでＳＨＩＮＯ先生のくびれのあるウエストを見て、「美腰エクササイズなら、今後の体型の崩れを防げるかもしれない」と思ったんです。

さっそく本を購入し、ＤＶＤを見て自宅でエクササイズを続けていましたが、やはり教室に通って、ＳＨＩＮＯ先生に教えてもらいたくて、ずっとキャンセル待ちをしていました。

美腰スタジオのオープンでようやく通うことができ、現在は週1回のレッスンと自宅でのエクササイズに励んでいます。

教室ではベルトをつけて腰回しを行いますが、ベルトをつけると動きがスム

ーズになって、回しやすいんです。呼吸をしながら腹筋を行う動きも、おなかに効いているのがわかりました。

そして、エクササイズを始めて1カ月後には、もたついていたウエストのくびれがよみがえって、ジーンズがゆるゆるに。ウエストはもちろん、ヒップや太ももももゆるくなったんです。さらにヒップは持ち上がって、バストもアップしました。便秘や腰痛、O脚も改善し、これまでできなかったあお向けで眠ることもできるように。全身の体のゆがみが整ったのを実感しています。

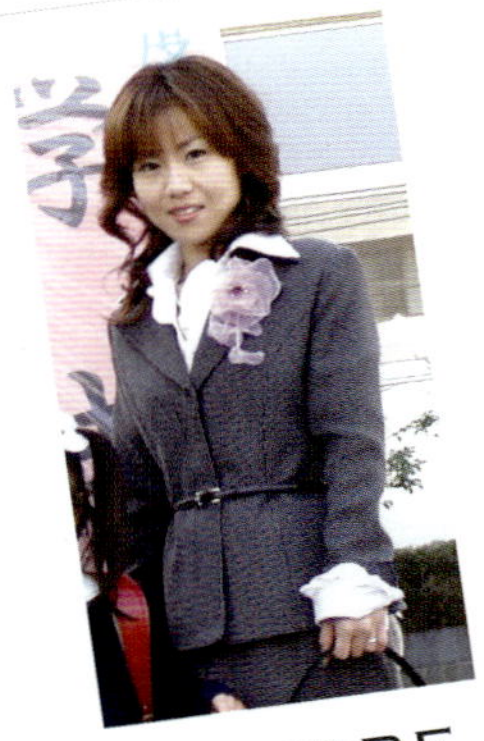

BEFORE

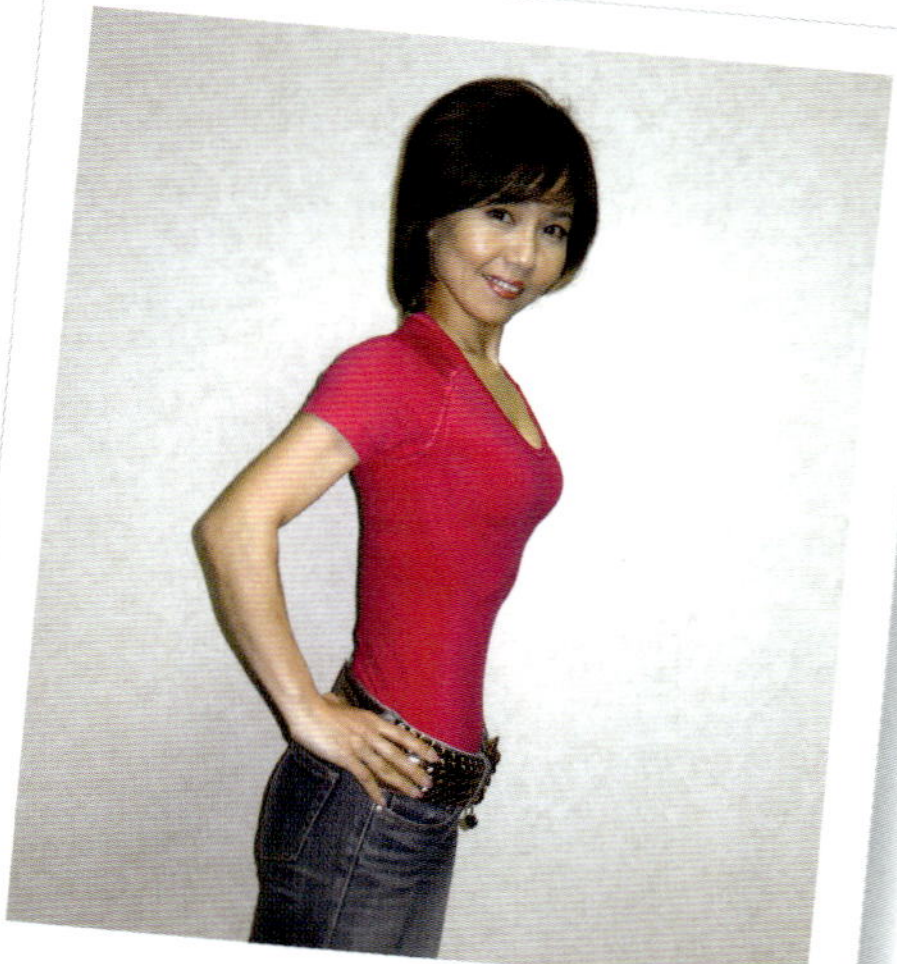

AFTER

Speak from Experience

体験談

3

食事制限なしで体重は９kgダウン。若い頃よりもスタイルに自信がもてるように

中川佐代子さん（61歳・自営業）

５年前、カルチャーセンターで美腰エクササイズの教室が目にとまり、入会したのが、ＳＨＩＮＯ先生との出会いです。当時、更年期の影響で体重が増えていき、ウォーキングなどを始めましたが、体重は変わらず、運動が苦手な私でもできるエクササイズを探していたところでした。

美腰エクササイズは、ゆるやかな動きで、苦しいことはまったくないので、「これなら私でも続けられる」と思いました。以来、週に１回のレッスンを続けています。

もちろん効果もすごくて、最初の３年で６kg体重が減りました。さらに、２年後には３kg落ちて、５年前よりは９kgもダウンしたんです。食事制限することなく、美腰エクササイズだけで背中やおなか、太ももの脂肪が落ちて、ウエ

ストもほっそり。苦しかったMサイズのパンツやスカートが楽にはけるようになりました。

いくつになっても体型を変えることができるとわかり、若い頃よりもスタイルに自信が持てるようになったのは、うれしいですね。

教室では、ベルトを使った腰回しも行っており、おなかの筋肉を意識するので、何もつけないときよりも回しやすくなります。

家でも、腰回しやあお向けになって行うひざ倒しをしていますが、いつのまにか持病の腰痛を感じることもなくなっていました。美腰エクササイズで、骨盤のゆがみが整ったおかげですね。

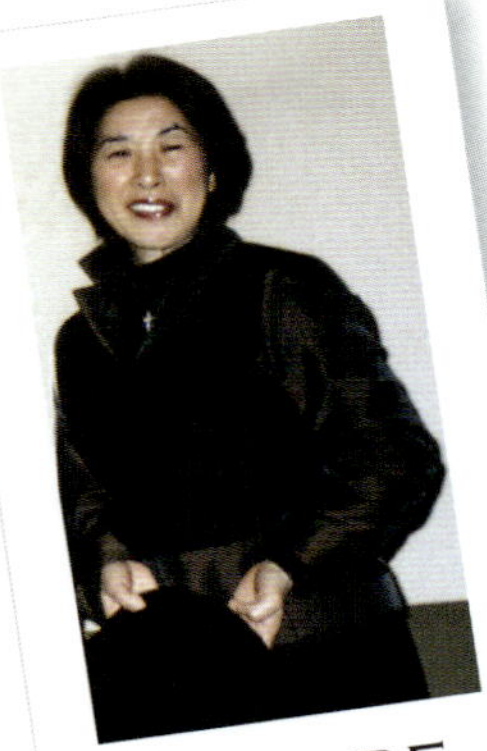

BEFORE

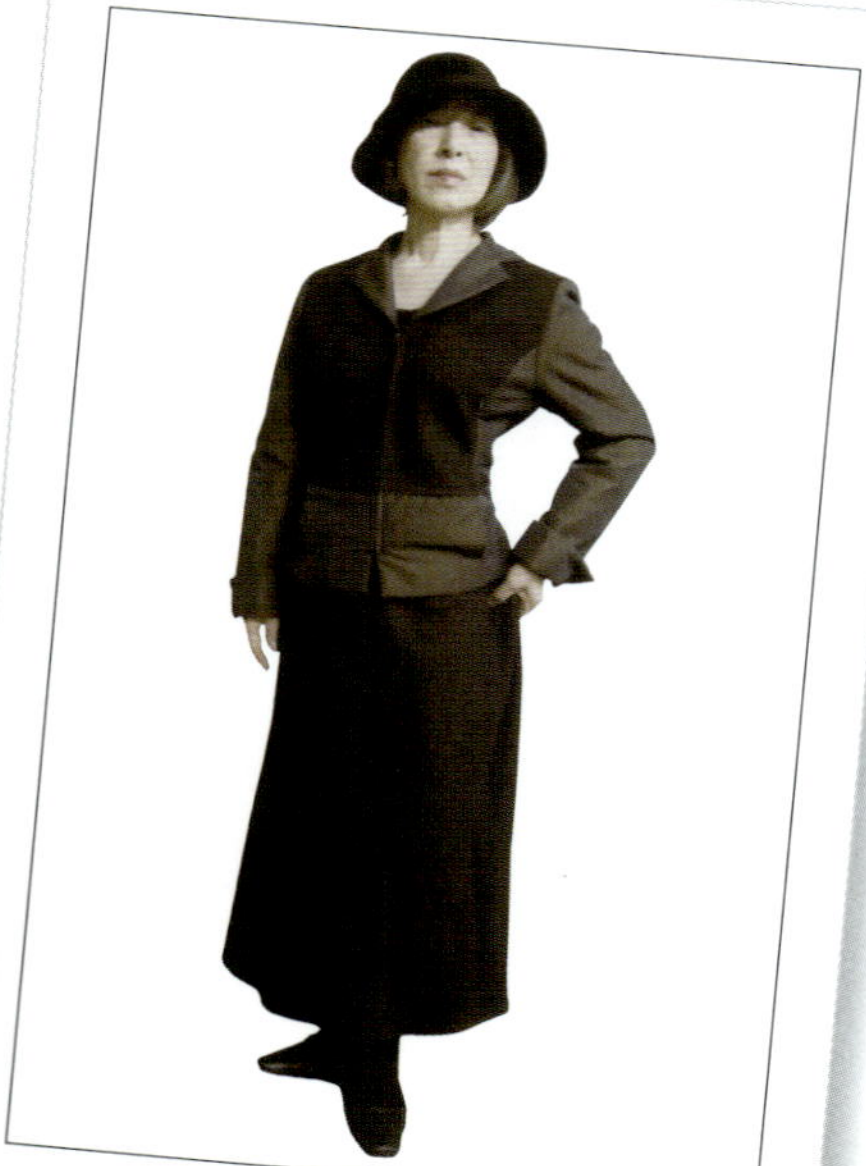

AFTER

Speak from Experience

体験談

4

腰回しや立ったままの腹筋で坐骨神経痛が改善し、下腹もスッキリ！

木下雅子さん（50歳・会社員）仮名

私はもともと腰痛や坐骨神経痛があって、カイロプラクティックや鍼灸を行っていましたが、なかなかよくならず悩んでいました。運動をしたほうがいいと思い、ネットで検索したところ、会社帰りに通えるカルチャーセンターでＳＨＩＮＯ先生の美腰エクササイズのレッスンを見つけたんです。以来、月2回、5年ほど通い続けています。

美腰エクササイズは、骨盤のゆがみを整える、ゆるやかな動きですが、いつのまにか、腰痛、坐骨神経痛がなくなっていてビックリ！　病院に頼らず、自分で体を整えることができたのが、うれしかったです。

さらに便秘をしなくなり、おなか周りがスッキリして、ヒップもアップ。Ｏ

脚だった足もひざがずいぶんくっつくようになりました。

なかでも、おなか周りの引き締めに効果があったのは、立ったままで呼吸をしながら行う腹筋。私は寝る前や仕事の合間に行ったりしていますが、いつでもどこでもできるのでおすすめです。

教室では生徒さん同士が仲良くなって、一緒にごはんを食べに行ったりすることもあり、これからも楽しくレッスンを続けていきたいと思います。

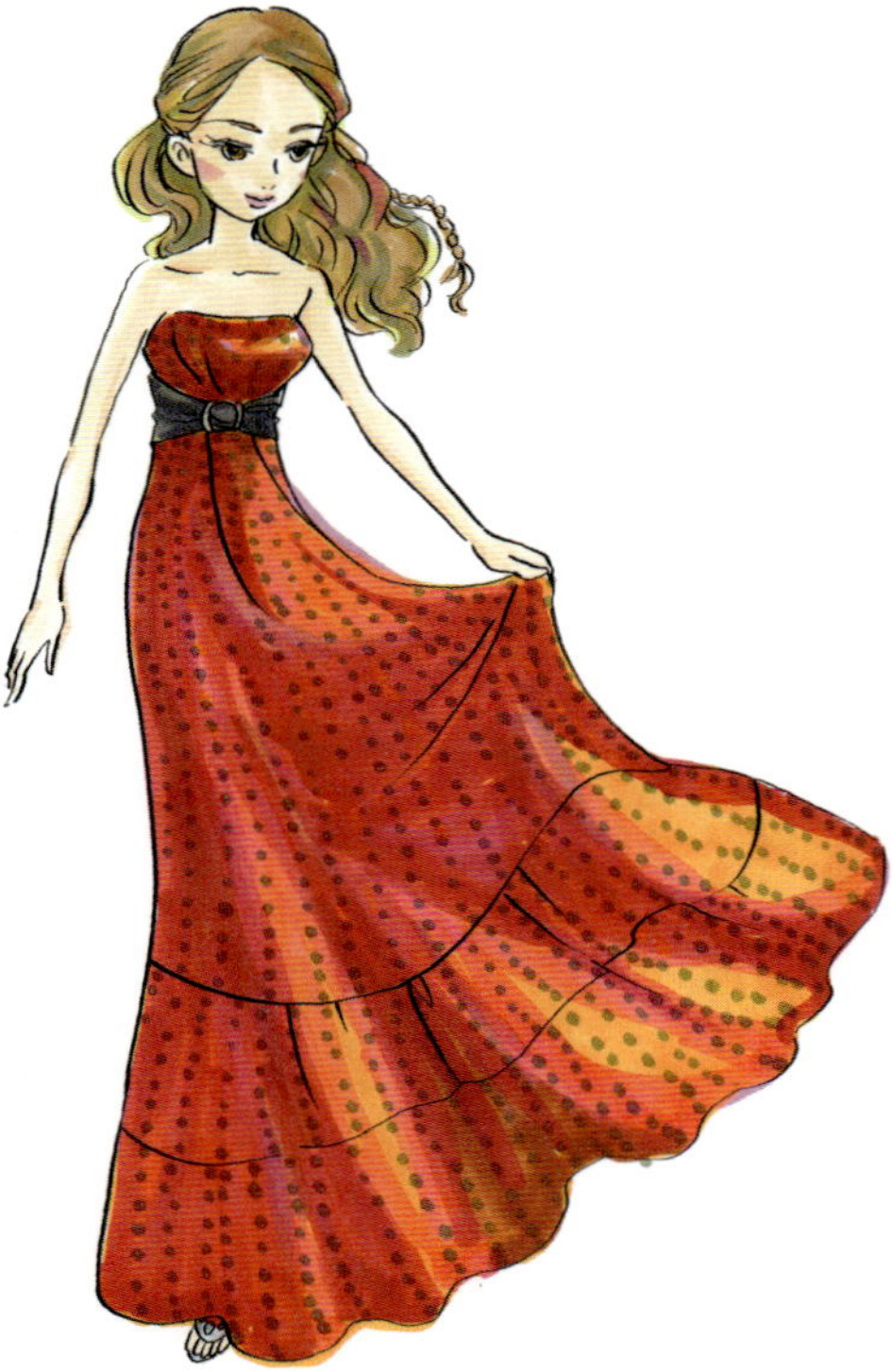

教えて！　美腰ベルトでおなかやせＱ＆Ａ

美腰ベルトをつけて行うエクササイズの効果をよりアップするために、チェックしておきたいことをＱ＆Ａで回答します。

Q1　どのくらい続けると効果がありますか？

A　早い人なら1週間で効果を実感できます。1カ月行えば、ウエストのくびれがはっきりしたり、お腹周りがすっきりしたり、体のラインの変化に気づくことができるでしょう。

Q2　1日どれくらいやればいいですか？

A　1日５分程度でＯＫです。ベルトの着用は1回30秒程度にしてください。頑張りすぎず、毎日少しずつ継続して行うことが大切。エクササイズを行うことの気持ちよさを実感しながら続けてください。

Q3　食事制限はしなくて大丈夫ですか？

A　きちんと食事を摂ることがキレイをつくる基本なので、食事を減らす必要はありません。ただし、過食と過度のアルコールは避け、バランスのいい食事を心がけましょう。

Q4　どんな服装で行うのがいいですか？

A　手足の曲げ伸ばしが楽にできる、動きやすい服装がおすすめです。

Q5　いつ行うのが効果的ですか？

A　食後1時間を避ければ、いつ行っても大丈夫です。代謝がアップしているお風呂上りや、体をリセットしやすい寝る前に行うとより効果は高まるでしょう。

おわりに

最後までお読みいただき、ありがとうございました。

美腰エクササイズを始めて31年。長いようであっという間の出来事のようでもあります。

今回の本に美腰ベルトがつくことが決まってからは、もううれしくて、ワクワクが止まりません。女性にやさしいほのかなピンク色の美腰ベルトは、つけただけでハッピーになれると思います。

ベルトをつける位置によっては、下腹ぽっこりに、ヒップアップに、猫背に、くびれになど、それぞれピンポイントに効果的に届くよう工夫されています。

ゆる締め感がとても気持ちよくて、初めての方でも無理なく腰が回せたり、美腰エクササイズをうまく行うことができるようになるでしょう。

さらにベルトを巻いて行う美腰エクササイズの時間はトータルで1日5分、1回30秒程度。うそみたいですけど、本当なんです。

無理せずかんたんにできるのが、毎日のエクササイズを

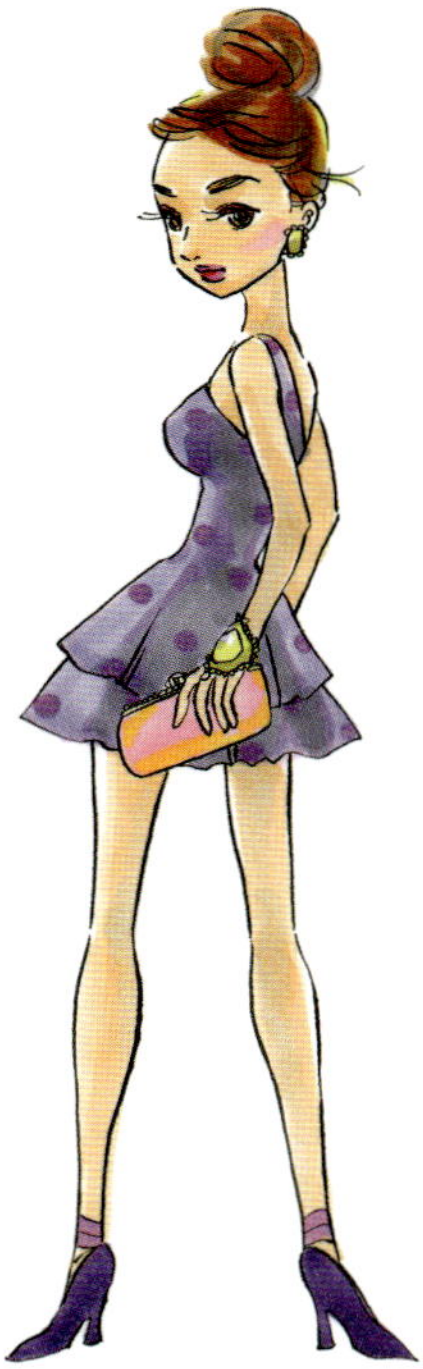

続けられるポイントですね。

この美腰ベルトを使って、皆さんも今よりさらに美しい腰になってください。応援しています。

最後に、この本をつくるにあたり、ビジネス社の岩谷さん、ライターの垣内さん、カメラマンの浦川さん、ヘアメイクの福間さん、私と同じ名前のスタイリストの篠さん、娘の里奈、歩美、嶋立幸司さんに心から感謝いたします。

心をこめて。

SHINO

[美腰を体験できるスタジオ]

◉東京恵比寿「スタジオキュート」

この本を購入された方限定でSHINO直接指導による、美腰エクササイズを体験することができます。

「美腰エクササイズ体験・応募券」は本書オビを切り取ってご使用ください。

お問い合わせ、受付はメールもしくはFAXにてお願いします。

E-mail：BIKO.STUDIO@gmail.com　　FAX：020-4623-8490（D-FAX）

※お名前・ご住所・電話番号など明記の上、お問い合わせください。
※電話受付は教室運営中は授業の妨げになるため、遠慮をさせていただいております。ご了承ください。

[美腰を体験できるカルチャースクール一覧]

◉銀座産経学園

住所：東京都中央区銀座5-2-1　銀座東芝ビル3F
TEL：03-3571-6662（代）　　FAX：03-3571-6603

◉大阪産経学園

住所：大阪市北区芝田1-1-4　阪急ターミナルビル7F
TEL：06-6373-1241（代）　　FAX：06-6373-1421

◉京都新聞文化センター

住所：京都市中京区烏丸通夷川上ル 京都新聞ビル南館8F
TEL：075-213-8141　　FAX：075-213-8139

◉コープこうべ生活文化センター

住所：神戸市東灘区田中町5-3-18
TEL：078-431-5273　　FAX：078-411-2705

◉神戸新聞文化センター

住所：神戸市中央区雲井通7-1-1　ミント神戸（神戸新聞会館）17F
TEL：078-265-1100　　FAX：078-265-1105

◉よみうり神戸文化センター

住所：神戸市中央区栄町通1-2-10　読売神戸ビル7・8・9F
TEL：078-392-3290　　FAX：078-392-3124

撮影／浦川一憲
モデル／菅野広恵
スタイリング／篠 貞治（bloomy）
ヘアメイク／福間友香（VANITES）
イラスト／ Rina（P3、58、61）井上明香（P12）
編集協力／ Ayu　Rina
監修／嶋立幸司
編集協力・構成／垣内 栄
ベルト製作／株式会社アシスト

衣装協力

SHINO ／ハーフトップ（¥3,990）スリア（インターテック）／ブーツカットパンツ（¥6,195）／
ジャズシューズ（¥14,595）共にチャコット／インナー（私物）
菅野広恵／ハーフトップ（¥4,515）／レオタード（¥8,295）／カプリパンツ（¥9,345）／
ジャズシューズ（¥8,925）すべてチャコット
チャコット ☎03-3476-1311 東京都渋谷区神南1-20-8 http://www.chacott-jp.com
インターテック（スリア） ☎03-5413-3742 東京都渋谷区千駄ヶ谷1-30-8 ダヴィンチ千駄ヶ谷2F

● SHINO
1959年生まれ。女性に優しい美しい腰をつくる「美腰メイク」の考案者。東京恵比寿にてスタジオ「スタジオキュート」主宰。
産後の体験から骨盤の重要性を知り、骨盤のゆがみを直す体操や呼吸法、リラクゼーションを取り入れたオリジナルの美容体操「美腰エクササイズ」を生み出す。カルチャースクールなどで教えはじめた後、瞬く間に人気講座となり、後にテレビやラジオ、雑誌などに取り上げられ、今日の骨盤体操ブームを起こした。現在、SHINOの本は累計190万部超のベストセラーとなっている。

「美腰メイクオフィシャルサイト」http://www.bikoshi.com/

オフィシャルサイトではSHINOによる美腰エクササイズが学べる
東京恵比寿のスタジオ「スタジオキュート」の情報があります。
一度体験をとお考えの方はぜひご覧になってください。

「SHINOの素敵日和 美腰・ハッピー通信」http://ameblo.jp/shinoan/

1日5分! 美腰ベルトでおなかやせ

2010年6月18日 第1刷発行

著者 SHINO
発行者 鈴木健太郎
発行所 株式会社ビジネス社
〒105-0014 東京都港区芝3-4-11(芝シティビル)
電話 03(5444)4761(代)
http://www.business-sha.co.jp

カバーデザイン/熊澤正人+林陽子(パワーハウス)
本文DTP/エムアンドケイ
カバー印刷・本文印刷・製本/株式会社廣済堂
編集担当/岩谷健一　営業担当/山口健志

ISBN978-4-8284-1589-5